Die Darstellung des kranken Goethe in der Literatur hat sich bis heute vielfach als Auseinandersetzung mit einem ausgesprochenen Reizthema erwiesen, ging es doch darum, hinter dem Genie und der überragenden geistesgeschichtlichen Größe gleichsam den Menschen Goethe sichtbar zu machen, einen Einblick in sein wirkliches Wesen zu vermitteln, wie es sich in Zeiten der Schwäche und Krankheit, im Umgang mit Ärzten und Hausgenossen, in der Einstellung zur Therapie oder in der Selbstdisziplin einer verordneten Diät offenbarte. Dabei reichten die Urteile über Goethe vom verklemmten Psychopathen bis hin zum vor Gesundheit strotzenden, mit seiner Umwelt in harmonischer Wechselwirkung lebenden Olympier.

Der vorliegende Band, der Goethes Krankengeschichte und seine Rolle als Patient anhand von Quellen aus Briefen, Tagebüchern und Annalen sowie von Zeugnissen der Zeitgenossen verfolgt und in die Biographie des großen Dichters und Naturforschers integriert, möchte dem Leser ein eigenständiges, auf sorgfältiger Textauswahl basierendes Urteil ermöglichen. Vielseitig illustriert mit einer Fülle von Darstellungen, die sowohl Goethes persönliches Umfeld als auch die Medizingeschichte der Goethezeit und deren Niederschlag in der Kunst betreffen, eröffnet der Band auch dem Goethe-Kenner manch neuen Aspekt.

insel taschenbuch 1350
Manfred Wenzel
Goethe und die Medizin

Goethe und die Medizin

Selbstzeugnisse und Dokumente
Mit zahlreichen Abbildungen
Von Manfred Wenzel
Insel Verlag

insel taschenbuch 1350
Erste Auflage 1992
Erstausgabe
© Insel Verlag Frankfurt am Main und Leipzig 1992
Alle Rechte vorbehalten
Vertrieb durch den Suhrkamp Taschenbuch Verlag
Umschlag nach Entwürfen von Willy Fleckhaus
Satz: Fotosatz Otto Gutfreund, Darmstadt
Druck: Nomos Verlagsgesellschaft, Baden-Baden
Printed in Germany

1 2 3 4 5 6 – 97 96 95 94 93 92

INHALT

Einführung: Goethe und die Medizin 9

Kindheit, Jugend, Studienzeit –
  Frankfurt am Main, Leipzig,
  Straßburg, Wetzlar (1749-1775) 15
Die ersten 25 Jahre in Weimar,
  Italienische Reise, Campagne
  in Frankreich (1775-1800) 42
Der chronisch Kranke, Diät und
  Diätsünden, Bäderreisen (1801-1822) 55
Das letzte Lebensjahrzehnt:
  Die »geschenkten Jahre« (1823-1832) 88

Goethes Ärzte 111
Goethes Bäderreisen 115
Anmerkungen 118
Bildnachweis 125
Literatur 126

Unser Leben kann sicherlich durch die Ärzte um keinen Tag verlängert werden, wir leben, so lange es Gott bestimmt hat; aber es ist ein großer Unterschied, ob wir jämmerlich wie arme Hunde leben oder wohl und frisch, und darauf vermag ein kluger Arzt viel.

Goethe im Gespräch mit Kanzler Friedrich von Müller, 12. August 1827.

Einführung: Goethe und die Medizin

Goethes Biographie sowie sein literarisches und naturwissenschaftliches Werk berühren auf mehrfache Weise den Bereich der Medizin. Zunächst hat Goethe selbst einen maßgeblichen, gleichwohl von den Fachgelehrten seiner Zeit in Frage gestellten Beitrag zur wissenschaftlichen Medizin, vor allem zur Anatomie, geleistet. 1784 gelang ihm die Wiederentdeckung des menschlichen Zwischenkieferknochens (Os intermaxillare), der die oberen Schneidezähne trägt und dessen Existenz von den großen Anatomen der Goethezeit, Pieter Camper (1722-1789) in Holland, Samuel Thomas Soemmerring (1755-1830) und Johann Friedrich Blumenbach (1752-1840) in Deutschland, geleugnet wurde. Goethe konnte für diese Entdeckung keine Priorität beanspruchen, denn bereits seit der Antike wurde eine Diskussion über das Vorhandensein eines Zwischenkieferknochens beim Menschen geführt. Nur wenige Jahre vor Goethe, 1780, hatte der französische Anatom Félix Vicq d'Azyr das Os intermaxillare beim Menschen festgestellt. Doch dies trübte Goethes Entdeckerfreude in keiner Weise, zumal er in einer Zeit des noch nicht voll ausgeprägten Spezialistentums die eigene Rolle des naturwissenschaftlichen Dilettanten als sehr positiv einschätzte. Um so verbitterter nahm er die ablehnende Reaktion der Fachgelehrten, denen er seine (erst 1820 publizierten) Ergebnisse in persönlichen Briefen mitgeteilt hatte, zur Kenntnis, und erst sechs Jahre später wandte sich Goethe mit der Schrift über die Metamorphose der Pflanzen (1790) wieder einem naturwissenschaftlichen, dieses Mal botanischen Gegenstand zu.

Als ihm sein Diener am 22. April 1790 am Strand von Venedig die Überreste eines aufgefundenen Schafskopfes präsentierte, faßte Goethe den spontanen Gedanken, daß der Schädel aus umgewandelten (metamorphorisierten) Wirbelknochen bestehe, eine Ansicht, die – von Lorenz Oken (1779-1851) zum Unwillen Goethes im Jahre 1807 abermals aufgenommen und als neu vorgestellt – die anatomische Diskussion bis weit ins 19. Jahrhundert hinein belebte.

Diese beiden Beispiele für Goethes intensive Auseinandersetzung mit Fragen des Wirbeltierbauplans lassen das große Fachinteresse anklingen, das Goethe durch zahlreiche Korrespondenzen mit maßgeblichen Anatomen unterstrich. So weisen Goethes Beziehungen zu Medizinern und Naturgelehrten, neben den bereits Genannten beispielsweise zu seinem Anatomielehrer in Jena, Justus Christian Loder (1753-1832), sowie zu Franz Joseph Gall (1758-1828), dessen Schädellehre und hirnanatomisches Forschungsfeld Goethes Anteilnahme hervorriefen, auf einen weiteren interessanten Aspekt im Spektrum der Medizinthematik um Goethe. Auch einige von Goethes Ärzten, auf die im Laufe der Darstellung noch einzugehen sein wird, waren große Gelehrte ihrer Zeit, darunter vor allem Christoph Wilhelm Hufeland und Johann Christian Reil.

Wie Goethe die Medizin und ihre Vertreter in seinen Dichtungen gestaltete, ist ein weiterer Gesichtspunkt im Umfeld unseres Themas. In den Hauptwerken, in den beiden Teilen des *Faust* sowie im *Wilhelm Meister*, spielen Ärztefiguren eine entscheidende Rolle. Wilhelm Meister entschließt sich zum Beruf des Wundarztes, Faust hat ein Medizinstudium absolviert und tritt neben Mephistopheles, Wagner und Chiron als Arzt in Erscheinung. Auch in den *Wahlverwandtschaften* oder im *West-östlichen Divan*, selbst in weniger bekannten Arbeiten wie im Lustspielfragment *Die Aufgeregten*, im Singspiel *Lila*, im *Jahrmarktsfest zu Plundersweilern* oder in *Scherz, List und Rache* finden sich offene und versteckte Anspielungen auf medizinische Themen, auf die Rolle des Arztes, auf einzelne Disziplinen der Heilkunst. Trotz einer inzwischen fast unüberschaubar gewordenen Goethe-Literatur fehlt zum Stellenwert der Medizin in Goethes Dichtungen noch immer eine fundierte Gesamtdarstellung, obwohl zahlreiche Einzeluntersuchungen existieren.

Der vorliegende Band behandelt Goethes Beziehungen zur Medizin unter einem anderen Aspekt, indem er den Dichter und Naturforscher Goethe zugunsten des Patienten Goethe in den Hintergrund rückt. Hier wird – freilich nur exemplarisch und in recht restriktiver Auswahl der Quellen – der kranke Goethe vorgestellt. Die überragende geistesgeschichtliche Figur, die ihrer Epoche den Namen gab, wird zum einfachen, gleichsam »normalen« Menschen, der sich in seiner Patientenrolle und im Umgang mit verschiedenen Ärzten zurechtfinden muß.

In chronologischer Anordnung werden Goethes eigene Stellungnahmen zu seinem gestörten Wohlbefinden dargeboten, die bisweilen von der Gelassenheit eines duldenden Abwartens, viel öfter aber von Ungeduld, Gereiztheit und Selbstmitleid geprägt sind. Ergänzend zu Goethes Aussagen werden vielfach die Berichte der Zeitgenossen herangezogen, die uns eine Einsichtnahme in den gleichen Sachverhalt aus anderer Perspektive erlauben. In den Zeiten der schweren Erkrankungen, in denen Goethe selbst nicht mehr in der Lage war, Briefe zu schreiben oder sein Tagebuch zu führen, bietet dieses Material den alleinigen Zugang.

Selbstverständlich kann hier nicht jedes Unwohlsein, nicht jeder Kopfschmerz, nicht jedes Zahnleiden berücksichtigt werden, so daß der Schwerpunkt auf die hartnäckigen, ja lebensbedrohenden Krankheiten gelegt wurde. Auch Geburt und Tod finden besondere Beachtung.

Im Gesamtbild der Zeugnisse kommt nicht nur Goethes Einstellung zur Krankheit zum Ausdruck, sondern mehrfach auch seine stark von der Stimmungslage abhängige Beziehung zum jeweils behandelnden Arzt, seine Beurteilung der Therapie, sein Umgang mit dem verordneten Medikament. Hier wird im hohen Maße der Mensch Goethe sichtbar, der ansonsten allzu leicht hinter seinen gewichtigen Werken zurücktritt. Auch ein Goethe beging Diätfehler, in Zeiten, als der Heißhunger mächtiger wurde als jeder ärztliche Rat! Der Anspruch, über die Darstellung des kranken und geschwächten Goethe gleichsam einen Einblick in die Intimsphäre des Dichters zu geben, in der sich seine wahre Natur um so deutlicher zeige, hat derartige Untersuchungen gewissermaßen zu einem Reizthema gemacht. Auch wenn die vorliegende Darstellung keine punktuelle Auseinandersetzung mit der bisher zum Thema erschienenen Literatur beabsichtigt, so kommt sie nicht umhin, deren insgesamt widersprüchliches und schwankendes Bild zu konstatieren. Für den Jenaer Internisten Wolfgang H. Veil (1939, 1946, 1963) liefert Goethe das Bild eines rundum gesunden Menschen, der mit seiner Umwelt in Harmonie lebt und mit seinen Krankheiten gekonnt umzugehen weiß. Zu völlig anderen Urteilen kommen beispielsweise die Psychiater Paul Julius Möbius (1898) und Ernst Kretschmer (1929), die in Goethe zumindest zeitweise Züge des Psychopathen entdecken, eine Bewertung, die sich von ihrer Tendenz mit den Ergebnissen des Psychoanalytikers Kurt Robert Eissler (1963, 1983/85) deckt. Frank Nager (1990), als Internist wiederum stärker in der Tradition Veils stehend, betont dagegen die wichtige Rolle, die Goethes Einstellung zu Krankheit und Heilkunst für eine Ganzheitsbetrachtung in der Medizin spielen könnte, wenn heutige Mediziner sich die Mühe machen würden, Goethes Ansichten zu prüfen und zu würdigen. Diese wenigen Beispiele für Sichtweisen, die jeweils ein Gesamturteil in der medizinischen Biographie Goethes anstreben, zeigen bereits, wie konträr die Positionen sich darstellen, freilich immer vor dem Hintergrund einer ja nicht konstanten Rezeptionsgeschichte von Goethes Werk, die im Verlauf eines Jahrhunderts immer wieder völlig andere Schwerpunkte gesetzt hat. Betrachtet man darüber hinaus speziellere Fragen, wie beispielsweise die noch zu erläuternde umstrittene Deutung von Goethes Leipziger Krankheit, ergibt sich ein noch diffuseres Bild der Stimmen.

Sämtliche Quellentexte sind in Orthographie und Interpunktion modernisiert, jedoch in ihrem historischen Lautstand belassen worden. Auslassungen und Erläuterungen innerhalb von Zitaten sind durch eckige Klammern kenntlich gemacht. Den zeitgenössischen Quellen sind jeweils einführende, erläuternde oder im weiteren Kontext kommentierende Abschnitte vorangestellt. Diese liefern das biographische Gerüst, verweisen auf wichtige Ereignisse auch außerhalb des medizinisch Relevanten, versuchen, aus den vielen punktuellen Zeugnissen ein Gesamtbild der körperlichen und psychischen Situation Goethes herzustellen. Auch die medizinische Terminologie der Goethezeit macht manche Erläuterung aus heutiger Sicht notwendig. Neben dem wissenschaftlichen Terminus wird auch die umgangssprachliche Diktion gewählt. Um die Kommentierung im laufenden Text zu entlasten, informieren am Ende des Bandes kleine Zusammenstellungen über Goethes Ärzte, seine zwischen 1785 und 1823 ausgeführten Bäderreisen sowie über weitere Literatur.

KINDHEIT, JUGEND, STUDIENZEIT – FRANKFURT AM MAIN, LEIPZIG, STRASSBURG, WETZLAR (1749-1775)

Goethe war in seinen 83 Lebensjahren sechsmal von lebensbedrohlichen Krisen betroffen. Bereits bei der Geburt, ohnehin der bis heute gefährlichste Lebensabschnitt, gerät er zum ersten Mal in akute Lebensgefahr: Das Kind wird asphyktisch (zyanotisch; »blau«, mit Atem- und Kreislaufstillstand) geboren, aber ins Leben zurückgeholt. Ob tatsächlich ein Fehler der Hebamme vorlag – wie Goethe später in *Dichtung und Wahrheit* schreibt –, mag dahingestellt bleiben. Man könnte an eine Nabelschnurumschlingung denken. Goethes Mutter war zum Zeitpunkt der Geburt 18 Jahre alt, der Vater 39. Von den nachgeborenen fünf Geschwistern überlebt nur die stets kränkelnde Schwester Cornelia (1750-1777) die Kindheit; die Brüder Hermann Jacob (1752-1759) und Georg Adolph (geboren 1760) werden 6 Jahre bzw. 8 Monate alt; die Schwestern Elisabeth (geboren 1754) und Johanna Maria (1756-1759) sterben nach 15 Monaten bzw. 2 Jahren. Derartige Gegebenheiten erscheinen bei der hohen Kindersterblichkeit in der Mitte des 18. Jahrhunderts normal. Der bereits genannte Psychiater Ernst Kretschmer deutet den frühen Tod der Geschwister, ebenso wie das schnelle Ableben der meisten von Goethes eigenen Kindern, als Zeichen der familiären Degeneration, womit er freilich stark am Sockel des Olympiers sägt!

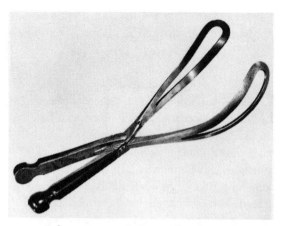

*Geburtszange nach Georg Albrecht Fried;
Stahl mit Holzgriff, 38,5 cm lang.*

Hausgeburten unter Anwesenheit einer Hebamme sind um 1750 der Normalfall; nur bei Komplikationen wird ein Geburtshelfer gerufen, falls überhaupt einer vorhanden ist. Nur wenige Jahre vor Goethes Geburt, 1737, hatte Johann Jakob Fried (1689-1769) in Straßburg die erste Schule für Hebammen und Geburtshelfer eingerichtet. 1751 folgte die erste deutsche geburtshilfliche Klinik unter Johann Georg Röderer (1726-1763) in Göttingen. Als Goethe 1775 nach Weimar übersiedelte, liefen dort noch immer die Vorbereitungen zur Gründung einer »Gebäranstalt« (Accouchierhaus) am Ort der Landesuniversität in Jena, die erst 1778 ihre Pforten öffnen konnte. Daß um 1750 ein Astrologe bei der Geburt noch wichtiger sein kann als ein Arzt, unterstreicht Goethe indirekt durch seinen Hinweis auf die Planetenstellung.

»Am 28. August 1749, Mittags mit dem Glockenschlage zwölf, kam ich in *Frankfurt am Main* auf die Welt. Die Konstellation war glücklich; die Sonne stand im Zeichen der Jungfrau, und kulminierte für den Tag; Jupiter und Venus blickten sie freundlich an, Merkur nicht widerwärtig; Saturn und Mars verhielten sich gleichgültig: nur der Mond, der so eben voll ward, übte die Kraft seines Gegenscheins um so mehr, als zugleich seine Planetenstunde eingetreten war. Er widersetzte sich daher meiner Geburt, die nicht eher erfolgen konnte, als bis diese Stunde vorübergegangen.

Diese guten Aspekten, welche mir die Astrologen in der Folgezeit sehr hoch anzurechnen wußten, mögen wohl Ursache an meiner Erhaltung gewesen sein: denn durch Ungeschicklichkeit der Hebamme [Anna Dorothea Müller, 1683-1758] kam ich für tot auf die Welt, und nur durch vielfache Bemühungen brachte man es dahin, daß ich das Licht erblickte. Dieser Umstand, welcher die Meinigen in große Not versetzt hatte, gereichte jedoch meinen Mitbürgern zum Vorteil, indem mein Großvater, der Schultheiß *Johann Wolfgang Textor*, daher Anlaß nahm, daß ein Geburtshelfer [Georg Sigismund Schlicht, 1710-1754] angestellt, und der Hebammen-Unterricht eingeführt oder erneuert wurde; welches denn manchem der Nachgebornen mag zu Gute gekommen sein.«[1]

In der Kindheit erkrankte Goethe an Masern, Windpocken und echten Pocken (Blattern). Die Möglichkeit der Impfung bestand zwar seit dem Beginn des 18. Jahrhunderts, doch galt das in England praktizierte Verfah-

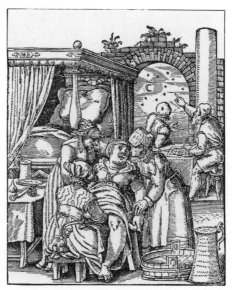

*Geburtsszene auf einem Holzschnitt von
Jost Amman, erschienenen in Jakob Rueff »De conceptu
et generatione hominis« (1554), einem weitverbreiteten
Handbuch für Hebammen. Im Hintergrund stellt
ein Astrologe dem Kind das Horoskop.*

ren mit dem Gebrauch von aus Menschenpocken gewonnenem Serum, das herumreisende Engländer auch in Deutschland anboten, nicht zu Unrecht als gefährlich und stieß auf erheblichen Widerstand, da es immer wieder zu Todesfällen aufgrund der Impfung kam. Aus zurückschauender Sicht bezeichnet Goethe diese Vorbehalte, aufgrund derer auch er nicht geimpft worden war, als Vorurteile. Insgesamt gab es beträchtliche regionale Unterschiede. In Weimar beispielsweise, wo sich ab etwa 1785 Goethes späterer Arzt, Christoph Wilhelm Hufeland, und der Jenaer Mediziner Johann Christian Stark d. Ä. für diese Form der Pockenimpfung einsetzten, ließ der Landesvater, Herzog Carl August von Sachsen-Weimar, seine beiden Kinder impfen und erzielte in der Bevölkerung einen breiten Nachahmungseffekt. Erst ab 1796 setzte sich die von Edward Jenner (1749-1823) entwickelte Methode mit aus Kuhpocken-Lymphe hergestelltem Serum allgemein durch. In Deutschland, und vor allem in Frankfurt am Main, machten sich darum Samuel Thomas Soemmerring (1755-1830) und Georg Philipp Lehr (1756-1807) in den Jahren 1800/1801 verdient.

»Wie eine Familienspazierfahrt im Sommer durch ein plötzliches Gewitter auf eine höchst verdrießliche Weise gestört, und ein froher Zustand in den widerwärtigsten verwandelt wird, so fallen auch die Kinderkrankheiten unerwartet in die schönste Jahrszeit des Frühlebens. Mir erging es [1758] auch nicht anders. Ich hatte mir eben den Fortunatus mit seinem Säckel und Wünschhütlein [ein deutsches Volksbuch des 16. Jahrhunderts] gekauft, als mich ein Mißbehagen und ein Fieber überfiel, wodurch die Pocken sich ankündigten. Die Einimpfung derselben ward bei uns noch immer für sehr problematisch angesehen, und ob sie gleich populare Schriftsteller schon faßlich und eindringlich empfohlen; so zauderten doch die deutschen Ärzte mit einer Operation, welche der Natur vorzugreifen schien. Spekulierende Engländer kamen daher aufs feste Land und impften, gegen ein ansehnliches Honorar,

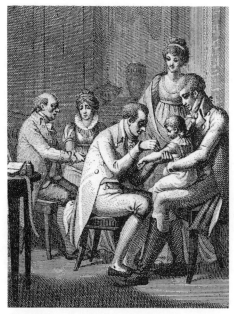

*Vornahme einer Pockenschutzimpfung (1807),
Kupferstich von Johann Friedrich Bolt nach
einer Zeichnung von Johann David Schubert.*

die Kinder solcher Personen, die sie wohlhabend und frei von Vorurteil fanden. Die Mehrzahl jedoch war noch immer dem alten Unheil ausgesetzt; die Krankheit wütete durch die Familien, tötete und entstellte viele Kinder, und wenige Eltern wagten es, nach einem Mittel zu greifen, dessen wahrscheinliche Hülfe doch schon durch den Erfolg mannigfaltig bestätigt war. Das Übel betraf nun auch unser Haus, und überfiel mich mit ganz besonderer Heftigkeit. Der ganze Körper war mit Blattern übersäet, das Gesicht zugedeckt, und ich lag mehrere Tage blind und in großen Leiden. Man suchte die möglichste Linderung, und versprach mir goldene Berge, wenn ich mich ruhig verhalten und das Übel nicht durch Reiben und Kratzen vermehren wollte. Ich gewann es über mich; indessen hielt man uns, nach herrschendem Vorurteil, so warm als möglich, und schärfte dadurch nur das Übel. Endlich, nach traurig verflossener Zeit, fiel es mir wie eine Maske vom Gesicht, ohne daß die Blattern eine sichtbare Spur auf der Haut zurückgelassen; aber die Bildung war merklich verändert. Ich selbst war zufrieden, nur wieder das Tageslicht zu sehen, und nach und nach die fleckige Haut zu verlieren; aber Andere waren unbarmherzig genug, mich öfters an den vorigen Zustand zu erinnern; besonders eine sehr lebhafte Tante [Johanna Melber, geb. Textor], die früher Abgötterei mit mir getrieben hatte, konnte mich, selbst noch in spätern Jahren, selten ansehen, ohne auszurufen: Pfui Teufel! Vetter, wie garstig ist er geworden! [...]

Weder von Masern, noch Windblattern, und wie die Quälgeister der Jugend heißen mögen, blieb ich verschont, und jedesmal versicherte man mir, es wäre ein Glück, daß dieses Übel nun für immer vorüber sei; aber leider drohte schon wieder ein andres im Hintergrund und rückte heran.«[2]

Schon in den Frankfurter Jugendjahren wird deutlich, wie sehr Goethe auf psychische Anspannungen mit körperlichem Unwohlsein, bisweilen mit Krankheit, reagiert, eine Tatsache, die sich während des gesamten

Lebens nicht ändern sollte. Frühestes Beispiel dafür ist die in *Dichtung und Wahrheit* geschilderte sogenannte Gretchen-Episode aus dem Jahr 1763, in der Goethe auf seine erste Jugendliebe zurückblickt. Da es jedoch nach der Forschungsliteratur umstritten und wohl eher negativ zu beantworten ist, ob es sich bei Gretchen um eine authentische Gestalt handelt, könnte Goethe auch seine spätere Reaktionsweise auf psychische Belastung in die geschilderte Situation hineinprojiziert haben.

Am 30. September 1765 reist Goethe aus Frankfurt am Main ab. Der Vater hatte ihn zu einem Studium der Jurisprudenz in Leipzig bestimmt. Die erste Bekanntschaft Goethes mit seiner späteren Heimat ist unerfreulich.

»Durch Thüringen wurden die Wege noch schlimmer, und leider blieb unser Wagen in der Gegend von Auerstädt bei einbrechender Nacht stecken. Wir waren von allen Menschen entfernt, und taten das Mögliche uns los zu arbeiten. Ich ermangelte nicht, mich mit Eifer anzustrengen, und mochte mir dadurch die Bänder der Brust übermäßig ausgedehnt haben; denn ich empfand bald nachher einen Schmerz, der verschwand und wiederkehrte und erst nach vielen Jahren mich völlig verließ.«[3]

In Leipzig (»Klein-Paris«) wandelt sich der verwöhnte Knabe in kurzer Zeit zu einem dem gesellschaftlichen und modischen Gehabe angepaßten Studiosus. Seinen

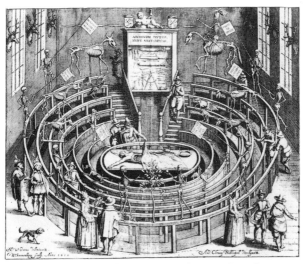

*Das anatomische Theater von Leyden; Kupferstich von
W. Swanenburg (1610).*

Mittagstisch nimmt er bei Christian Gottlieb Ludwig (1709-1773), Hofrat und Professor der Medizin; Goethes Umgang besteht hier aus angehenden Ärzten, er hört »nun in diesen Stunden gar kein ander Gespräch als von Medizin und Naturhistorie«[4]. Carl von Linné, der schwedische Naturforscher, Georges Louis Leclerc de Buffon, der Leiter des Pariser Jardin des Plantes, und Albrecht von Haller, der überragende Mediziner an der Georgia Augusta in Göttingen, erregen zum ersten Mal Goethes Aufmerksamkeit; mit allen sollte er sich noch ausführlich auseinandersetzen. Goethe scheint in Leipzig zunächst seine Freiheit zu genießen und sich wohlzufühlen. Krankheiten sind vorerst nur ein kurzes

Intermezzo, so im Frühjahr 1767 eine Parulis (Zahn-fleischabszeß), eine »dicke Backe«. Schon vorher ist er offenbar bettlägerig gewesen, wie sich aus seinem Bericht an die Schwester Cornelia ergibt:

»Denke dir einen Menschen, der von einer verdrüß-lichen Krankheit und von seinen Arbeiten zu eben der Zeit befreit wird, da die Sonne den späten Frühling zu uns brachte. Du kannst die Freude nur halb fühlen, die ich empfand, da ich die Natur mit mir vom Kranken-bette aufstehen sah, ich vergaß alles um mich herum, bis mich eine rauhe Luft und ein dicker Backen zu Hause zu bleiben nötigten.«[5]

Anfang November 1767 erfahren wir von einem Sturz vom Pferd, der jedoch ohne größere Folgen bleibt.

»[…] ich bin vom Pferde gestürzt, oder eigentlicher, ich habe mich vom Pferde gestürzt, da es mit mir, einem sehr ungeschickten Reuter durchging, um es nicht etwa zu einem Schleifen oder sonstigem Stürzen kommen zu las-sen. […] Aber, Gott sei Dank, ich habe mir keinen Schaden getan, denn du kannst wohl raten, daß ich ein aufgestoßnes Kinn, eine zerschlagne Lippe, und ein geschellertes Auge nicht unter die grosen Schäden rechne.«[6]

Nur wenige Tage später leidet Goethe an Fieber, und er bringt bezeichnenderweise als Auslöser einen psychi-schen Faktor, das Zerwürfnis und den Ärger über seine Jugendliebe Käthchen Schönkopf, ins Spiel. Wie noch so oft, schlägt das Psychische hier auf das physische Wohlbefinden durch.

»Diese Aufführung [die Unfreundlichkeit von Käthchen Schönkopf], die sie den ganzen Abend und den ganzen Montag fortsetzte, verursachte mir solches Ärgernis, daß ich montags abends in ein Fieber verfiel, das mich diese Nacht mit Frost und Hitze entsetzlich peinigte.«[7]

Goethes Arzt in Leipzig, der ihn bei kleineren Übeln ebenso umsorgt wie bei der schweren Erkrankung Ende Juli 1768, ist Georg Christian Reichel (1717-1771), ein Tischgenosse aus dem Kreise von Hofrat Ludwig. Er wird nachts gerufen, als Goethe mit einem Blutsturz aufwacht und gerade noch seinen Stubennachbarn alarmieren kann. Mehrheitlich ist diese Krankheit als Lungenblutung infolge einer Tuberkulose, als Hämorrhagie aus tuberkulöser Kaverne, aufgefaßt worden, wobei auch ein Lymphknoten des Halses sowie die Mundhöhle von der Infektion beeinträchtigt worden seien. Nager bringt neuerdings auch ein Magen- oder Zwölffingerdarmgeschwür in die Diskussion. Goethe freilich sah das Ungemach ausschließlich als Folge einer ungesunden Lebensweise, die einerseits auf den Spuren Rousseaus der Natur möglichst nahekommen sollte (beispielsweise durch Kaltbaden), andererseits den hemmungslosen Konsum von Genußmitteln wie Kaffee und Bier pflegte. Aufschlußreich ist Goethes Bericht über seine Leipziger Erkrankung auch für sein Verständnis von Krankheit und Genesung. Der Weg zur Heilung führt immer über eine Krise, eine »Revolution« des Organismus, der sich gegen seine Behandlung zur Wehr setzt, und auf diese Weise das Gleichgewicht wiederherstellt.

Daß Goethe seit seiner Leipziger Zeit fast jährlich (besonders im Frühjahr und Herbst) an Bronchialkatarrhen gelitten hat, ist nur nebenbei festgestellt worden. Dagegen kam es in der Goetheforschung immer wieder zu einer angeregten Diskussion, ob die Leipziger Krankheit anstelle einer Tuberkulose nicht vielmehr eine Syphilis gewesen sei, zumal Goethe vor allem in seinen Briefen Andeutungen von erotischen Abenteuern macht, die man auf diese Weise auslegen könnte. So erwähnt er mehrfach Don Sassafras[8], nicht nur Name der im 18. Jahrhundert bekannten Possen-Figur, sondern auch Bezeichnung für den nordamerikanischen Fenchelbaum, dessen Wurzelholz schon im 17. Jahrhundert als Heilmittel gegen Syphilis eine Rolle spielte. Hinzu kommt Goethes Wendung vom »Fuchs, der seinen Schwanz verlor«[9], die in diesem Zusammenhang Anlaß zu Spekulationen gegeben hat, sowie der Hinweis auf »das arme Füchslein«, das sich nach und nach erholen werde.[10] Ärzte wie die Internisten Wolfgang Veil und Bernhard Fraenkel, der Gynäkologe Wilhelm Alexander Freund, der Psychiater Paul Julius Möbius sowie die Goctheforscher Erich Schmidt und Adolph Hansen führten eine teilweise erbitterte Auseinandersetzung um die Ehre Goethes, und man kann aus heutiger Sicht durchaus amüsiert die Betroffenheit zahlreicher Goethe-Verehrer verstehen! Die Dokumentation und Bewertung dieser Streitschriften könnte leicht Gegenstand einer eigenständigen Untersuchung sein (vgl. Literaturverzeichnis).

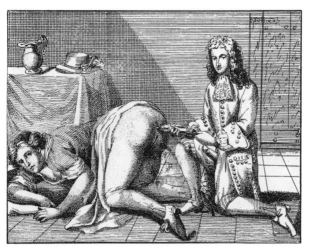

Kupferstich des 18. Jahrhunderts: Die Applizierung des Klistiers.

»Schon von Hause hatte ich einen gewissen hypochondrischen Zug mitgebracht, der sich in dem neuen sitzenden und schleichenden Leben eher verstärkte als verschwächte. Der Schmerz auf der Brust, den ich seit dem Auerstädter Unfall von Zeit zu Zeit empfand und der, nach einem Sturz mit dem Pferde, merklich gewachsen war, machte mich mißmutig. Durch eine unglückliche Diät verdarb ich mir die Kräfte der Verdauung; das schwere Merseburger Bier verdüsterte mein Gehirn, der Kaffee, der mir eine ganz eigne triste Stimmung gab, besonders mit Milch nach Tische genossen, paralysierte meine Eingeweide und schien ihre Funktionen völlig aufzuheben, so daß ich deshalb große Beängstigungen empfand, ohne jedoch den Entschluß zu einer vernünftigeren Lebensart fassen zu können. Meine Natur, von hinlänglichen Kräften der Jugend unterstützt, schwankte zwischen den Extremen von ausgelassener Lustigkeit und melancholischem Unbehagen. Ferner war damals die Epoche des Kaltbadens eingetreten, welches unbedingt empfohlen ward. Man sollte auf hartem Lager schlafen, nur leicht zugedeckt, wodurch denn alle gewohnte Ausdünstung unterdrückt wurde. Diese und andere Torheiten, in Gefolg von mißverstandenen Anregungen Rousseau's, würden uns, wie man versprach, der Natur näher führen und uns aus dem Verderbnisse der Sitten retten. Alles Obige nun, ohne Unterscheidung, mit unvernünftigem Wechsel angewendet, empfanden mehrere als das Schädlichste, und ich verhetzte meinen glücklichen Organismus dergestalt, daß die darin enthaltenen besondern Systeme zuletzt in eine Verschwörung und Revolution ausbrechen mußten, um das Ganze zu retten.

Eines Nachts wachte ich mit einem heftigen Blutsturz auf, und hatte noch so viel Kraft und Besinnung, meinen Stubennachbar zu wecken. Doktor *Reichel* wurde gerufen, der mir aufs freundlichste hülfreich ward, und so schwankte ich mehrere Tage zwischen Leben und Tod, und selbst die Freude an einer erfolgenden Besserung wurde dadurch vergällt, daß sich, bei jener Eruption [Blutauswurf], zugleich ein Geschwulst an der linken Seite des Halses gebildet hatte, den man jetzt erst, nach vorübergegangner Gefahr, zu bemerken Zeit fand. Genesung ist jedoch immer angenehm und erfreulich, wenn sie auch langsam und kümmerlich von Statten geht, und da bei mir sich die Natur geholfen, so

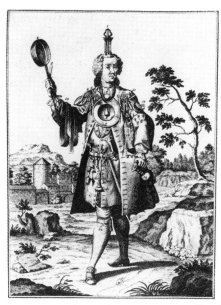

Chirurg oder Bader, Stich von Martin Engelbrecht.

schien ich auch nunmehr ein anderer Mensch geworden zu sein: denn ich hatte eine größere Heiterkeit des Geistes gewonnen, als ich mir lange nicht gekannt, ich war froh mein Inneres frei zu fühlen, wenn mich gleich äußerlich ein langwieriges Leiden bedrohte.«[11]

An seinem 19. Geburtstag, am 28. August 1768, verläßt Goethe Leipzig und kehrt, immer noch krank und mit schlechtem Gewissen dem Vater gegenüber, am 1. September in seine Heimatstadt Frankfurt am Main zurück. Auch hier kommt es bald (im Dezember 1768) zu einer Krise, indem zu dem tuberkulösen Leiden, den fiebrigen Katarrhen und lymphatischen Beschwerden eine Gastritis (Magenschleimhautentzündung) hinzukommt, die in einem schweren Anfall von spastischer Obstipation, einer mit Krämpfen verbundenen Verstopfung, ihren Höhepunkt findet. Der Arzt Johann Friedrich Metz sowie der Chirurg Crisp bemühen sich um Goethe. Aus heutiger Sicht wird man über diese Doppelbesetzung verwundert sein, doch ein Blick in die Medizingeschichte weist den Chirurgen des 18. Jahrhunderts als reinen Handwerker und Assistenten des akademisch gebildeten Arztes aus, der wiederum nur innere Erkrankungen behandelte. So ist der Chirurg auch in dieser Fallstudie für die Operation von Goethes Halsgeschwulst zuständig, während der Arzt mit seinem »Wundersalz«, welches wohl nichts anderes als banales Glaubersalz oder Natriumsulfat gewesen sein dürfte, die quälende Verstopfung beseitigt.

Noch ein weiterer Aspekt der nachfolgenden Schilderung Goethes verdient Beachtung. Es sind dies die alchimistischen Neigungen der Pietistin und Freundin der Goetheschen Familie, Susanna von Klettenberg, von denen auch Goethe berührt wird. Nach seiner Genesung beginnt dieser umgehend mit entsprechenden Versuchen, um beispielsweise die Heilkräfte des Eisens zu erschließen. Noch bei der Arbeit am *Faust*, aber auch in der *Geschichte der Farbenlehre*, greift Goethe auf alchimistische Gegenstände zurück.

»Da ich mit der Geschwulst am Halse sehr geplagt war, indem Arzt und Chirurgus diese Excrescens [Auswuchs] erst vertreiben, hernach, wie sie sagten, zeitigen

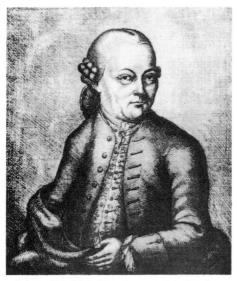

*Johann Friedrich Metz (1724-1782), Goethes
Arzt im Jahr 1768 in Frankfurt am Main;
Porträt von Johann Friedrich Beer (1741-1804)
aus dem Jahr 1773.*

[zur Reife bringen] wollten, und sie zuletzt aufzuschneiden für gut befanden; so hatte ich eine geraume Zeit mehr an Unbequemlichkeit als an Schmerzen zu leiden, obgleich gegen das Ende der Heilung das immer fortdauernde Betupfen mit Höllenstein [Silbernitrat] und andern ätzenden Dingen höchst verdrießliche Aussichten auf jeden neuen Tag geben mußte. Arzt und Chirurgus gehörten auch unter die abgesonderten Frommen [die Pietisten], obgleich beide von höchst verschiedenen Naturell waren. Der Chirurgus [Crisp], ein schlanker wohlgebildeter Mann von leichter und geschickter Hand, der, leider etwas hektisch, seinen Zustand mit wahrhaft christlicher Geduld ertrug, und sich in seinem Berufe durch sein Übel nicht irre machen ließ. Der Arzt [Johann Friedrich Metz], ein unerklärlicher, schlaublickender, freundlich sprechender, übrigens abstruser Mann, der sich in dem frommen Kreise ein ganz besonderes Zutrauen erworben hatte. Tätig und aufmerksam war er den Kranken tröstlich; mehr aber als durch alles erweiterte er seine Kundschaft durch die Gabe, einige geheimnisvolle selbstbereitete Arzneien im Hintergrunde zu zeigen, von denen Niemand sprechen durfte, weil bei uns den Ärzten die eigene Dispensation [Arzneimittelherstellung, die nur von Apothekern ausgeführt werden durfte] streng verboten war. Mit gewissen Pulvern, die irgend ein Digestiv [verdauungsförderndes Mittel] sein mochten, tat er nicht so geheim; aber von jenem wichtigen Salze, das nur in den größten Gefahren angewendet werden durfte, war nur unter den Gläubigen die Rede, ob es gleich noch Niemand gesehen, oder die Wirkung davon gespürt hatte. Um den Glauben an die Möglichkeit eines solchen Universalmittels zu erregen und zu stärken, hatte der Arzt seinen Patienten, wo er nur einige Empfänglichkeit fand, gewisse mystische chemisch-alchemische Bücher empfohlen, und zu verstehen gegeben, daß man durch eignes Studium derselben gar wohl dahin gelangen könne, jenes Kleinod sich selbst zu erwerben; welches um so notwendiger sei, als die Bereitung sich sowohl aus physischen, als besonders aus moralischen Gründen nicht wohl überliefern lasse, ja daß

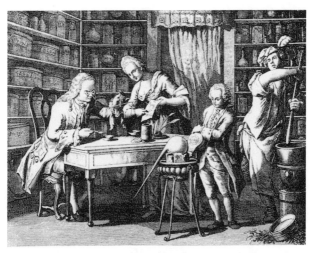

Kupferstich des 18. Jahrhunderts: Die Herstellung von Arzneien.

man, um jenes große Werk einzusehen, hervorzubringen und zu benutzen, die Geheimnisse der Natur im Zusammenhang kennen müsse, weil es nichts Einzelnes sondern etwas Universelles sei, und auch wohl gar unter verschiedenen Formen und Gestalten hervorgebracht werden könne. Meine Freundin [Susanna Katharina von Klettenberg (1723-1774), eine Herrnhuterin; Freundin und Base von Goethes Mutter] hatte auf diese lockenden Worte gehorcht. Das Heil des Körpers war zu nahe mit dem Heil der Seele verwandt; und könnte je eine größere Wohltat, eine größere Barmherzigkeit auch an Andern ausgeübt werden, als wenn man sich ein Mittel zu eigen machte, wodurch so manches Leiden gestillt, so manche Gefahr abgelehnt werden könnte? Sie hatte schon ins Geheim *Wellings* Opus mago-cabalisticum [et Theosophicum, darinnen der Ursprung, Natur, Eigenschaften und Gebrauch des Salzes, Schwefels und Mercurii ... beschrieben ... wird; verfaßt 1721, erschienen 1735] studiert, wobei sie jedoch, weil der Autor das Licht was er mitteilt sogleich wieder selbst verfinstert und aufhebt, sich nach einem Freunde umsah, der ihr in diesem Wechsel von Licht und Finsternis Gesellschaft leistete. Es bedurfte nur einer geringen Anregung, um auch mir diese Krankheit zu inokulieren [einzuimpfen]. Ich schaffte das Werk an [...].

Mir war indes noch eine sehr harte Prüfung vorbereitet: denn eine gestörte und man dürfte wohl sagen für gewisse Momente vernichtete Verdauung brachte solche Symptome hervor, daß ich unter großen Beängstigungen das Leben zu verlieren glaubte und keine angewandten Mittel weiter etwas fruchten wollten. In diesen letzten Nöten [am 7. Dezember 1768] zwang meine bedrängte Mutter mit dem größten Ungestüm den verlegnen Arzt, mit seiner Universal-Medizin hervorzurücken; nach langem Widerstande eilte er tief in der Nacht nach Hause und kam mit einem Gläschen krystallisierten trocknen Salzes zurück, welches in Wasser aufgelöst von dem Patienten verschluckt wurde und einen entschieden alkalischen Geschmack hatte. Das Salz [wohl Glaubersalz, Natriumsulfat] war kaum genommen, so zeigte sich eine Erleichterung des Zustandes, und von dem Augenblick an nahm die Krankheit eine Wendung, die stufenweise zur Besserung führte. Ich darf nicht sagen, wie sehr dieses den Glauben an unsern

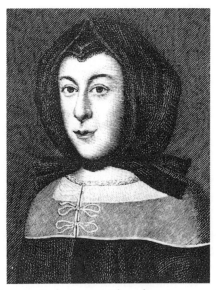

*Susanna Katharina von Klettenberg (1723-1774),
Base und Freundin von Goethes Mutter
in Frankfurt am Main;
Stich von unbekannter Hand.*

Arzt, und den Fleiß uns eines solchen Schatzes teilhaftig zu machen, stärkte und erhöhte.«[12] [Es folgt die Beschreibung von Goethes alchimistischen Versuchen.]

»Ja, meine Liebe, es ist wieder vorbei, und inskünftige müssen Sie sich beruhigen, wenn es ja heißen sollte: Er liegt wieder! Sie wissen, meine Konstitution macht manchmal einen Fehltritt, und in acht Tagen hat sie sich wieder zurechte geholfen; diesmal war's arg und sah noch ärger aus als es war, und war mit schröcklichen

Schmerzen verbunden. Unglück ist auch gut. Ich habe viel in der Krankheit gelernt, das ich nirgends in meinem Leben hätte lernen können.«[13]

In der Folgezeit kränkelt Goethe noch häufig, vor allem ist er psychisch niedergeschlagen. Das Verhältnis zum schwer enttäuschten Vater ist gestört. Erst Ende 1769 hält sich Goethe wieder für völlig genesen. In den letzten Märztagen 1770 verläßt er Frankfurt am Main in Richtung Straßburg, um seine in Leipzig abgebrochenen Studien fortzusetzen und abzuschließen. Im Oktober beginnt die Liebe zu Friederike Brion in Sesenheim, die nur ein knappes Jahr überdauert. Der Grundstein der Freundschaft zu Johann Gottfried Herder, gut zwanzig Jahre später durch Goethes Annäherung an Schiller und die unterschiedliche Beurteilung der Französischen Revolution zerbrochen, wird gelegt. Goethes Gesundheitszustand ist, gemessen an den Vorjahren, mehr als zufriedenstellend. Wie in Leipzig besucht er eine von Medizinern geprägte Tischgesellschaft. Es sind nach Goethes Urteil »die einzigen Studierenden, die sich von ihrer Wissenschaft, ihrem Metier, auch außer den Lehrstunden mit Lebhaftigkeit unterhalten. Es liegt dieses in der Natur der Sache. Die Gegenstände ihrer Bemühungen sind die sinnlichsten und zugleich die höchsten, die einfachsten und die kompliziertesten. Die Medizin beschäftigt den ganzen Menschen, weil sie sich mit dem ganzen Menschen beschäftigt.«[14]

Goethe hört die chemischen und medizinischen Vorlesungen von Jakob Reinhold Spielmann (1722-1783)

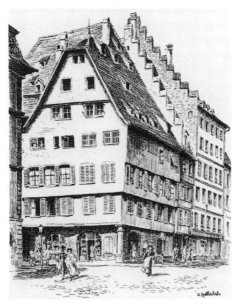

Die Hirsch-Apotheke in Straßburg, in der Goethe an den chemischen Vorlesungen von Jakob Reinhold Spielmann teilnahm.

und Johann Friedrich Lobstein (1736-1784), er besucht das Hospital des Georg Friedrich Ehrmann (1740-1800) und die geburtshilflichen Kollegien seines Halbbruders Johann Christian (1749-1827), kurzum, Medizin und Mediziner sind sein täglicher Umgang.

Goethe versucht in strenger Selbstdisziplin, seine als Schwächen empfundenen Reaktionen abzustellen. Schwindelgefühle beim Herunterblicken von großen Höhen bekämpft er durch häufigen Besuch des Turmes vom Straßburger Münster. Seine Reizbarkeit durch laute Geräusche soll unter den Trommelschlägen des Zapfenstreiches verschwinden; den Ekel vor Krankheit und vor widerwärtigen Anblicken kranker und hilfloser Menschen will Goethe durch häufigen Besuch der Hospitäler in den Griff bekommen. Die Straßburger Gelehrten, vor allem die beiden Ehrmann und Lobstein, führen ihn aus dem Okkultismus der Alchimie hinaus auf den Pfad des exakten Experiments. Außerdem nimmt Goethe an mehreren, von dem Augenarzt und Schriftsteller Johann Heinrich Jung (1740-1817; genannt Jung-Stilling) durchgeführten Staroperationen teil. Mit Ausnahme weniger leichter Erkrankungen, vor allem den schon obligatorischen Bronchialkatarrhen, fühlt Goethe sich wohl.

»Ich befand mich in einem Gesundheitszustand, der mich bei allem was ich unternehmen wollte und sollte hinreichend förderte; nur war mir noch eine gewisse Reizbarkeit übrig geblieben, die mich nicht immer im Gleichgewicht ließ. Ein starker Schall war mir zuwider, krankhafte Gegenstände erregten mir Ekel und Abscheu. Besonders aber ängstigte mich ein Schwindel, der mich jedesmal befiel, wenn ich von einer Höhe herunter blickte. Allen diesen Mängeln suchte ich abzuhelfen, und zwar, weil ich keine Zeit verlieren wollte, auf eine etwas heftige Weise. Abends beim Zapfenstreich ging ich neben der Menge Trommeln her, deren gewaltsame Wirbel und Schläge das Herz im Busen hätten zersprengen mögen. Ich erstieg ganz allein den höchsten Gipfel des Münsterturms, und saß in dem sogenannten Hals, unter dem Knopf oder der Krone, wie man's

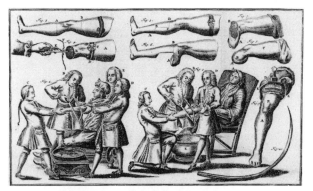

Vorgehensweise bei Amputationen.

nennt, wohl eine Viertelstunde lang, bis ich es wagte wieder heraus in die freie Luft zu treten, wo man auf einer Platte, die kaum eine Elle ins Gevierte haben wird, ohne sich sonderlich anhalten zu können, stehend das unendliche Land vor sich sieht, indessen die nächsten Umgebungen und Zieraten die Kirche und alles, worauf und worüber man steht, verbergen. Es ist völlig als wenn man sich auf einer Montgolfiere in die Luft erhoben sähe. Dergleichen Angst und Qual wiederholte ich so oft, bis der Eindruck mir ganz gleichgültig ward, und ich habe nachher bei Bergreisen und geologischen Studien, bei großen Bauten, wo ich mit den Zimmerleuten um die Wette über die freiliegenden Balken und über die Gesimse des Gebäudes herlief, ja in Rom, wo man eben dergleichen Wagstücke ausüben muß, um bedeutende Kunstwerke näher zu sehen, von jenen Vorübungen großen Vorteil gezogen. Die Anatomie war mir auch deshalb doppelt wert, weil sie mich

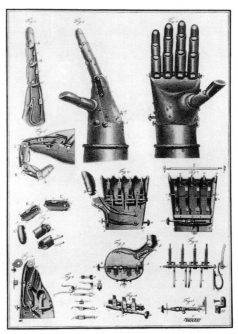

Götz von Berlichingens eiserne Hand.

den widerwärtigsten Anblick ertragen lehrte, indem sie meine Wißbegierde befriedigte. Und so besuchte ich auch das Klinikum des ältern Doktor *Ehrmann*, sowie die Lektionen der Entbindungskunst seines Sohns [richtig: Halbbruders], in der doppelten Absicht, alle Zustände kennen zu lernen und mich von aller Apprehension gegen widerwärtige Dinge zu befreien. Ich habe es auch wirklich darin so weit gebracht, daß nichts dergleichen mich jemals aus der Fassung setzen konnte.«[15]

Nachdem Goethe am 6. August 1771 zum Lizentiaten der Rechte promoviert worden war, kehrte er Ende des Monats nach Frankfurt am Main zurück. Im Mai 1772 setzt er die juristische Ausbildung für vier Monate am Reichskammergericht in Wetzlar fort. So wichtig diese Jahre für die dichterische Produktion sein mögen – nach dem *Götz von Berlichingen* (1771, 1773) wird in Wetzlar das Material für die *Leiden des jungen Werthers* (erschienen 1774) gesammelt und damit bereits der Grundstein für die internationale Anerkennung gelegt –, für eine medizinische Biographie, die physisch manifeste Erkrankungen in den Vordergrund stellt, liefern sie, ebenso wie Goethes erste Schweizreise im Jahr 1775, kaum Substanz. Anders mag es für den Seelenforscher aussehen. Die Liebe zu Charlotte Buff in Wetzlar, die Depressionen, die Goethe in seine Wertherfigur projiziert, aber auch die Verlobung mit Lili Schönemann (Ostern 1775), die gleichsam durch die Flucht in die Schweiz aufgehoben wird, erscheinen für die psychische Situation Goethes überaus interessant.

Die ersten 25 Jahre in Weimar, Italienische Reise, Campagne in Frankreich (1775-1800)

Am 7. November 1775, früh um 5 Uhr, trifft Goethe auf Einladung des Herzogs von Sachsen-Weimar-Eisenach, Carl August, in Weimar ein. Aus dem Besuch sollte der lebenslange Aufenthalt werden. In den ersten Jahren ist Goethe weitgehend durch amtliche Pflichten gebunden, die dichterische Produktion ist äußerst spärlich. Die Anlage eines eigenen Gartens sowie die Tätigkeiten in der Bergwerks-, der Wasser- und Wegebaukommission lassen Goethe zunehmend die Naturwissenschaften studieren. Ab 1780 erwacht das anatomische Interesse, das durch Justus Christian Loder, Professor der Anatomie, Chirurgie und Hebammenkunst an der Universität Jena, starke Förderung erhält. Als Goethe 1784 die Wiederentdeckung des menschlichen Zwischenkieferknochens gelingt (den jedoch bereits 1780 der französische Anatom Félix Vicq d'Azyr beschrieben hatte), kommt er, wenn auch durch Widerspruch, in direkten Kontakt mit der medizinischen Fachwelt, die seine Entdeckung ablehnt. Goethe ist derart verbittert, daß er, abgesehen vom *Versuch die Metamorphose der Pflanzen zu erklären* (1790), über 30 Jahre auf die Publikation morphologischer Schriften verzichtet.

Das Leben Goethes an der Seite des acht Jahre jüngeren Herzogs ist zunächst turbulent und ausgelassen, bis die zügelnde Hand Charlotte von Steins für eine

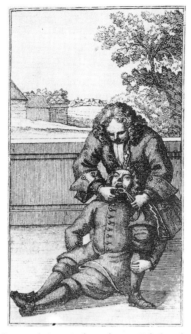

*Zahnextraktion, Anfang des 18. Jahrhunderts;
Kupferstich aus: Ludwig Cron, Candidatus
Chirurgiae oder Barbier-Geselle,
Leipzig 1717.*

gewisse Beruhigung sorgt. Die Streifzüge in die Umgebung, das Übernachten im Wald, nur durch ein Lagerfeuer gewärmt, die Mode des winterlichen Schlittschuhlaufens – das alles bleibt nicht ohne Auswirkungen auf die Gesundheit, doch in der Regel sind es leichtere Beschwerden, die Goethe nur für kurze Zeit beeinträchtigen. Aus der großen Fülle der Belegstellen lassen sich für die Folgejahre drei Komplexe hervorheben: die seit der Leipziger Krankheit regelmäßig wiederkehrenden Bronchialkatarrhe und Anginen, oft verbunden mit Muskel- und Gelenkschmerzen, Verdauungsstörungen sowie bisweilen heftige Zahnschmerzen. Für das letztere Ungemach gab es nur in Ansätzen eine fachgerechte Behandlung; der Stand des Zahnmediziners entwickelte sich erst allmählich im fortgeschrittenen 19. Jahrhundert. Der Weimarer Hof hatte 1779 mit Christian Gottlieb Kunzmann einen Zahnarzt eingestellt, der lediglich die Verpflichtung hatte, einmal im Jahr von seinem Wohnsitz Berlin nach Weimar zu kommen. Auch in den folgenden Jahrzehnten blieb die Lage ähnlich unbefriedigend. Der jeweilige Zahnarzt führte ein Wanderleben, wies mit Zeitungsanzeigen auf seine wenige Tage dauernde Anwesenheit in der Stadt hin und pries nicht selten seine Fähigkeiten zu gänzlich anderen Verrichtungen, beispielsweise zur Behandlung von Frostbeulen oder zum Ausschneiden von Hühneraugen. Goethe ließ seine häufigen Zahnleiden ab 1785 von Christian Daniel Engelhardt versorgen, der in den Akten des Weimarer Staatsarchivs als Leibchirurgus erscheint. Immer wieder berichtet Goethe auch von einer großen Wetterfühligkeit, der er erst in Italien vorläufig entgehen sollte.

In Weimar hatten sich in den letzten Jahrzehnten des 18. Jahrhunderts vier Ärzte niedergelassen. Wie der Präsident des Weimarer Oberkonsistoriums, der Freiherr Karl von Lyncker, in seinen Lebenserinnerungen berichtet, besuchten sie sämtliche Familien, in denen sie

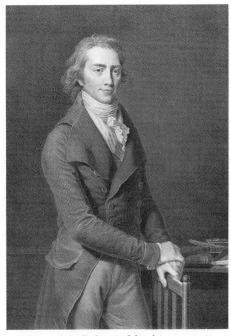

*Christoph Wilhelm Hufeland (1762-1836);
Kupferstich nach dem Gemälde von
Johann Friedrich August Tischbein (1750-1812)
aus dem Jahr 1802.*

Hausarzt waren, einmal in der Woche, unabhängig vom Vorliegen einer Krankheit. Berüchtigt waren die im Abstand von drei Monaten generell stattfindenden Abführkuren mit Rhabarber[16], denen auch Goethe manche unruhige Nacht verdankte.

Goethes Hausarzt in Weimar ist zunächst (von 1776-1782) Johann Friedrich Hufeland (1730-1787), der Vater des berühmten Gelehrten Christoph Wilhelm Hufeland (1762-1836). Altersschwach und von Erblindung bedroht, kann er seine ausgedehnte Praxis kaum noch wahrnehmen und empfindet es als Erlösung, als 1783 der Sohn sofort nach seiner Promotion bei Georg Christoph Lichtenberg in Göttingen zu seiner Unterstützung nach Weimar eilt. Bis 1793 bleibt der jüngere Hufeland Goethes Arzt; nicht zuletzt durch Goethes Förderung, die Hufeland einen vielbeachteten Vortrag in der gelehrten Zusammenkunft der Freitagsgesellschaft ermöglicht, wird Herzog Carl August auf den jungen Mediziner aufmerksam und verschafft ihm eine Professur an der Landesuniversität Jena, die Ausgangspunkt einer großen Ärztekarriere wird.

Ab 1790 läßt sich Goethe auch von Wilhelm Ernst Christian Huschke (1760-1828) medizinisch betreuen. Huschke hatte die Herzogin Anna Amalia, die Mutter des Landesvaters Carl August, 1790 auf einer Italienreise begleitet. Goethe empfing die Reisegesellschaft in Venedig zur gemeinsamen Rückreise. Bei dieser Gelegenheit lernte Goethe seinen späteren langjährigen Arzt kennen und schätzen.

»Ich bin gesund, bis auf'n Einfluß des fatalen Wetters.«[17]

»Diarreh die Nacht durch. Rhabarber! Dummheit!«[18]

»Nicht geschlafen. Herzklopfen und fliegende Hitze.«[19]

»Von mir ist nichts zu sagen, das Wetter hält uns alle

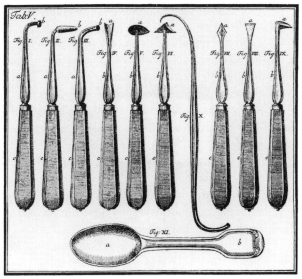

Zahnärztliches Instrumentarium, Mitte des 18. Jahrhunderts. Kupferstich aus: Philipp Pfaff, Abhandlung von den Zähnen, Berlin 1756.

gefangen in Katarrhen, Zahnweh und Unbehaglichkeit.«[20]

»Meine Zahn- und Backenwirtschaft will nichts bedeuten; es hat sich ein Knötgen in der Kinnlade gesetzt gehabt, das aber nicht schmerzte und jetzt vergeht.«[21]

»Ich habe wieder die Medizin zu Hülfe gerufen, so lang sie als Schlotfeger zu würken hat, hab ich immer Vertrauen auf sie.«[22]

»Hatte einen Schnuppen geholt [...], es schlug ein Fieber dazu, und ich mußte die schöne Zeit ohne irgend etwas zu tun zubringen. Es lag mir im Kopfe, daß ich nichts einmal lesen konnte.«[23]

»Mit Ihrem Freunde [Goethe] gehts so ziemlich, er hat gut geschlafen, nur heute früh Nasenbluten beim Aufstehn gehabt, welches ich einem gebratnen Täubgen und einigen Gläsern Wein zuschreibe [...].«[24]

»Wir haben, meine Beste, einerlei Gedanken gehabt, diesen Morgen aus Huf[e]lands Küche uns versorgen zu lassen.«[25]

»Übrigens ist, wie sich es versteht, in dieser Jahreszeit niemand wohl.«[26]

»Ich habe heute wieder [wie in den Vorjahren seit 1781] angefangen, Quecken zu trinken, um der ersten Einflüsse des Frühjahrs zu geniesen.«[27]

»Eine kleine Weile darauf, bei Gelegenheit einer Pfeife Tabak, die ich aufs neue anstecken wollte, bat er [Goethe] mich, solches zu unterlassen, weil er von dem Tabaksrauche Erhitzung spüre. Ich unterließ es, wunderte mich aber über die leichte Reizbarkeit seiner Nerven von einer so geringen Ursache. [...] Ich bemerkte, wie Goethes Natur leicht bis auf den letzten Augenblick sich unverändert erhält, dann von dem leichtesten Umstande Gelegenheit sich nimmt und ihn gänzlich zu Boden wirft. Dies trifft in vielen Stücken bei ihm ein.«[28]

Vom 5. Juli bis 17. August 1785 besucht Goethe zum ersten Mal Karlsbad, um sich einer Trink- und Badekur zu unterziehen. Diese Kur- und Badeaufenthalte werden später (vor allem zwischen 1805 und 1823) zu einem festen Bestandteil von Goethes Leben, in ihnen begegnen sich medizinische Therapie und gesellschaftliches Ereignis (siehe Zusammenstellung am Ende des Bandes). Am 3. September 1786, zum Ende seiner zweiten Badekur, bricht Goethe von Karlsbad aus nach Italien auf. Es ist die vielzitierte Flucht aus untragbar gewordenen Verhältnissen, die in Goethes Biographie den wohl nachhaltigsten Schnitt setzt. Das Klima im Süden bekommt ihm ausgezeichnet, nie wieder hat er sich so gesund gefühlt wie in Italien. Intensive Natur- und Kunststudien beleben das dichterische Werk: *Iphigenie auf Tauris, Egmont, Tasso,* Vorarbeiten zu *Faust* entstehen oder werden abgeschlossen; das Konzept der Urpflanze bringt eine wichtige Klärung der morphologischen Auffassungen. Hatte Winckelmann die Kunst der Antike in den Vordergrund gerückt, so erkannte Goethe auf seinen Spuren darüber hinaus die individuelle Bildung des Menschen als einzigartige Möglichkeit der italienischen Umgebung. Alle folgenden Italienreisenden stehen unter Goethes Einfluß!

»Mit jedem Tage scheint die Gesundheit [des] Leibes und der Seele zu wachsen, und ich habe bald nichts als die Dauer meines Zustandes zu wünschen.«[29]

»Wenn ich von deinen Übeln, von deinem Zahnweh höre, wird mir's im Gemüte wie ich dirs nicht ausdrukken kann, daß dir unter dem unglücklichen Himmel das Leben unter Schmerzen hingehn soll. Ich habe doch diese ganze Zeit keine Empfindung aller der Übel gehabt, die mich im Norden peinigten, und lebe mit eben derselben Konstitution hier wohl und munter, so sehr als ich dort litt. Ich habe manche Anzeigen [Anzeichen], daß ich dieses Wohlsein, wie manches andre Gute, in Italien zurücklassen werde.«[30]

Wieder in Weimar (18. Juni 1788) erscheint Goethe als ein Gewandelter. Der Herzog entlastet ihn von vielen früheren Ämtern. Die Beziehung zu Charlotte von Stein zerbricht; Goethes Umgebung ist befremdet über die Aufnahme der 23jährigen Blumenbinderin Christiane Vulpius in das Haus des Dichters. Weihnachten 1789 wird der Sohn August geboren, vier weitere Kinder sterben (1791, 1793, 1795, 1802) nach wenigen Tagen. Erst am 19. Oktober 1806 erhält die fast zwanzigjährige Lebensgemeinschaft (für Goethe eine Ehe, »nur nicht durch Zeremonie«) den kirchlichen Ehesegen. Obwohl nicht in strengerem Sinne krank, glaubt Goethe, im heimischen Weimar sogleich den unguten Einfluß des härteren Klimas auf seine Gesundheit zu spüren.

»Ich klage nicht über meine hiesige Lage, ich habe mich gut hineingefunden und hoffe darin auszuhalten, obgleich das Klima schon wieder mich angreift und mich früher oder später zu manchem Guten untüchtig machen wird.«[31]

1790 ist ein Reisejahr: Zunächst geht es erneut für drei Monate nach Italien, um Herzogin Anna Amalia und ihre Reisegesellschaft auf dem Rückweg zu begleiten. Von Ende Juli bis Anfang Oktober begleitet Goethe den Herzog während preußischer Truppenmanöver nach Schlesien. Drei wichtige Ereignisse für das naturwissenschaftliche Werk fallen in dieses Jahr. In Venedig

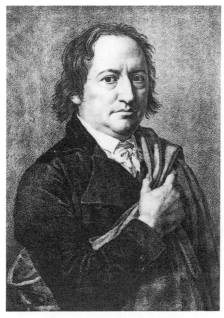

*Johann Wolfgang von Goethe;
Kreidezeichnung von Friedrich Bury (1763-1823)
aus dem Jahr 1800.*

faßt Goethe den Grundgedanken einer Wirbeltheorie des Schädels; weiterhin beginnen die ersten Studien zur Farbenlehre, die Goethe in den nächsten zwanzig Jahren intensiv beschäftigen sollten. Im Verlag von Ettinger in Gotha erscheint Goethes umfangreichstes morphologisches Werk, der *Versuch die Metamorphose der Pflanzen zu erklären*.

1792 nimmt Goethe am Frankreichfeldzug der alliierten Truppen Österreichs und Preußens, bei denen

Herzog Carl August ein Regiment kommandiert, gegen das französische Revolutionsheer teil. Auf das anstrengende Leben in den Kriegslagern reagiert er mit Gewichtsabnahme und rheumatischen Beschwerden, die aber keine dramatischen Formen annehmen. Lediglich auf der Rückreise muß er sich in Pempelfort bei Düsseldorf im Hause von Friedrich Heinrich Jacobi wegen eines Hexenschusses (Lumbago) in ärztliche Behandlung begeben. Für den Arzt hat Goethe nur lobende Worte.

»Auch ein sehr geschickter, geistreicher Arzt [Johann Gotthelf Abel] nahm teil an unsern Halbsaturnalien [Saturnalien, die Feste zu Ehren des römischen Gottes Saturn], und ich dachte nicht in meinem Übermut, daß ich seiner so bald bedürfen würde. Er lachte daher zu meinem Ärger laut auf, als er mich im Bette fand, wo ein gewaltiges rheumatisches Übel, das ich mir durch Verkältung zugezogen, mich beinahe unbeweglich festhielt. Er, ein Schüler des Geheimerat Hofmann [Christoph Ludwig Hoffmann, 1721-1807], dessen tüchtige Wunderlichkeiten, von Mainz und dem kurfürstlichen Hofe aus, bis weit hinunter den Rhein gewirkt, verfuhr sogleich mit Kampfer, welcher fast als Universalmedizin galt. Löschpapier, Kreide darauf gerieben, sodann mit Kampfer bestreut, ward äußerlich, Kampfer gleichfalls, in kleinen Dosen, innerlich angewandt. Dem sei nun wie ihm wolle, ich war in einigen Tagen hergestellt.«[32]

Die Folgejahre bis 1800 zeigen ein unverändertes Bild: Hin und wieder Katarrhe, rheumatische Beschwerden,

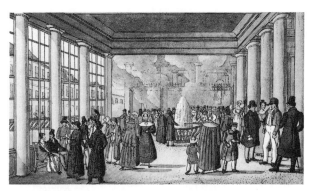

»Der Sprudel« in Karlsbad. Lithographie aus einer Bildfolge über Karlsbad von C. Riemer und Arrigoni/C. Beichling (um 1840).

1795 eine weitere Badereise nach Karlsbad, 1797 die dritte Schweizreise, die ohne gesundheitliche Probleme verläuft, 1799 eine Furunkulose am Rücken, die Goethe mit eiterziehendem Pechpflaster behandelt. Den Zeitgenossen fällt jedoch die zunehmende Leibesfülle Goethes auf; von üppigen Speisen und teilweise exzessivem Alkoholgenuß wird noch zu reden sein. Auch das dichterische Werk wächst: Ab 1794 erscheinen die einzelnen Bücher von *Wilhelm Meisters Lehrjahre*. Im gleichen Jahr kommt der so überaus fruchtbare Kontakt zu Friedrich Schiller zustande.

»Das Wasser [in Karlsbad] bekommt mir sehr wohl und ich hoffe alles hinwegzuspülen, was mich künftigen Winter quälen könnte. Ich habe auch keinen Augenblick hier gehabt, in dem ich die mindeste Unpäßlichkeit gespürt hätte.«[33]

»Aus meinen betrübten Umständen muß ich Ihnen noch einen guten Abend wünschen. Ich bin wirklich mit Hausarrest belegt, sitze am warmen Ofen und friere von innen heraus, der Kopf ist mir eingenommen, und meine arme Intelligenz wäre nicht im Stande, durch einen freien Denkaktus den einfachsten Wurm zu produzieren, vielmehr muß sie dem Salmiak [Ammoniumchlorid] und dem Liquiriziensaft [aus der Wurzel des Süßholzes, Succus liquiritiae, gewonnen], als Dingen, die an sich den häßlichsten Geschmack haben, wider ihren Willen die Existenz zugestehen.«[34]

»[...] was das Äußere betrifft, so sagen die Leute, ich sei nach und nach dick geworden. Ich lege Euch eine Schnur bei, als das Maß meines Umfangs, damit ihr messen könnt, ob ich mich von dieser Seite besser gehalten habe als Ihr, denn sonst waren wir ziemlich von einerlei Taille.«[35]

»Ich befinde mich bei meinem wunden Rücken nicht in den besten Umständen.«[36]

»Mit meinem Essen steht es überhaupt ganz gut, ich lasse mir von der Trabitius [Frau des Schloßvogts in Jena] morgens wieder Wassersuppen kochen, denn es scheint doch, daß die Chokolade mir nichts taugt. Wer weiß auch, was sie bei der Fabrikation hineinmischen.«[37]

Der chronisch Kranke, Diät und
Diätsünden, Bäderreisen (1801-1822)

Sieht man von der schweren Erkrankung ab, die
Goethe gleich zu Beginn des neuen Jahrhunderts
zum dritten Mal nach der äußerst kritischen Geburt
und der Leipziger Krankheit in akute Lebensgefahr
bringt, so manifestieren sich bei dem fünfzig- bis sieb-
zigjährigen Goethe vor allem Alterskrankheiten. Ein
quälendes Gichtleiden (Arthritis urica) und Nierenkoliken durch die Bildung von Harnsäuresteinen sowie
erste Anzeichen einer Arteriosklerose verursachen, in
unregelmäßigen Abständen wiederkehrend, häufig
Beschwerden, die von Unpäßlichkeiten bis hin zu
schmerzvollen Krisen reichen. Die Arbeit ist zum Unwillen Goethes häufig beeinträchtigt, und das persön-
liche Umfeld klagt über einen mißgelaunten Dichter,
der sich selbst bemitleide.

In den ersten Tagen des Jahres 1801 erkrankte Goethe äußerst schwer an einem blasenbildenden Erysipel,
das die gesamte linke Gesichtshälfte einschließlich des
Auges, Gaumen, Rachen und Kehlkopf ergriff. Es kann
sich um eine Gesichtsrose (»Blatterrose«) gehandelt haben, ebenso um eine Entzündung der Schädelknochen
(Osteomyelitis), die von Zahnabszessen oder einer
chronischen Angina ihren Ausgang nahm. Vom 8. bis
16. Januar war Goethe bisweilen bewußtlos und phan-
tasierte. Aus Jena wurde der erfahrene Arzt Johann
Christian Stark d. Ä., der als Leibarzt der Herzogin
Anna Amalia am Hof einen hervorragenden Ruf ge-

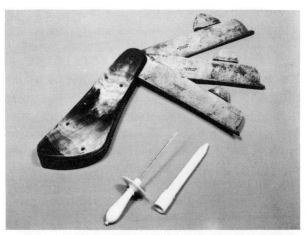

Aderlaßmesser mit drei Klingen und Einstichnadel (um 1790).

noß, hinzugezogen. Stark befürchtete eine Beteiligung der Hirnhäute und kam zu keiner günstigen Prognose, da die Gefahr des Steck- oder Schlagflusses bestand. Letzterer entspricht dem heutigen Begriff des Schlaganfalls oder des Gehirnschlags. Unter Steck- oder Stickfluß (Catarrhus suffocativus) verstand man eine Lähmung der Lungen und Luftröhrenäste, die aufgrund in den Luftwegen feststeckenden Schleims den Erstickungstod bewirken sollte. Mit Packungen, Senföl-Fußbädern und Aderlässen behandelt, erholte sich Goethe nur allmählich. Er selbst hatte als Ursache der schweren Krankheit einen Katarrh vermutet, den man mit massiven Mitteln unterdrückt hatte, und der dann um so intensiver zurückgekehrt sei. Die anschließend verordnete Kur in Bad Pyrmont beurteilte Goethe, nach durchaus positiven Brief- und Tagebuchäußerungen, später als falsche Therapie seiner Ärzte, da er sie gemäß der damals verbreiteten Brownschen Lehre als Ursache eines »Kontra-Stimulus« fürchtete. Nach der vielfach propagierten, aber umstrittenen Lehre des schottischen Mediziners John Brown (1735-1788) entstanden Krankheiten durch zu starke oder zu schwache Erregungen des Organismus, denen man jeweils gegensteuern sollte. Erwies sich der kompensierende Reiz jedoch als nicht richtig dosiert, so konnte er wirkungslos bleiben oder wiederum zum Auslöser neuer Krankheiten werden.

»Leider ist Goethe in diesem Augenblick sehr krank, und seine Ärzte sind nicht ohne Furcht eines unglücklichen Ausgangs. Auch wenn er für jetzt der Gefahr entrinnt, so könnte ihm doch eine große Schwäche und kränkliche Disposition übrig bleiben, die seine Tätigkeit hemmen würde. Es ist ein katarrhalisches Fieber mit einem heftigen Rotlauf, welches sich ins linke Auge geworfen, und mit einem schmerzhaften Krampfhusten verbunden. Der Arzt fürchtet, daß die äußere Entzündung ins Gehirn schlagen, oder daß ein Steck- oder Schlagfluß dazu kommen könnte.«[38]

»Ich wußte nicht, daß unser ehemaliger Freund Goethe mir noch so teuer wäre, daß eine schwere Krankheit, an der er seit neun Tagen liegt, mich so innig ergreifen würde. Es ist ein Krampfhusten und zugleich die Blatterrose, er kann in kein Bett und muß in einer immer stehenden Stellung erhalten werden, sonst will er ersticken. Der Hals ist verschwollen sowie das Gesicht, und voller Blasen inwendig, sein linkes Auge ist ihm wie eine große Nuß herausgetreten und läuft Blut und Materie heraus, oft phantasiert er, man fürchtete vor einer Entzündung im Gehirn, ließ ihm stark zur Ader, gab ihm Senf-Fußbäder, darauf bekam er geschwollne Füße und schien etwas besser, doch ist diese Nacht der Krampfhusten wiedergekommen, ich fürchte, weil er sich gestern hat rasieren lassen; entweder meldet Dir mein Brief seine Besserung oder seinen Tod, eher laß ich ihn nicht abgehen. Die Schillern und ich haben schon viele Tränen die Tage her über ihn vergossen; sehr leid tut mir's jetzt, daß, als er mich am Neujahr besuchen wollte, ich leider, weil ich an Kopfweh krank lag, absagen ließ, und nun werde ich ihn vielleicht nicht wieder sehen.«[39]

»Der Anfang von Goethes Krankheit soll ein Katarrh gewesen sein, den er den 1. Januar im Theater, als Haydns *Schöpfung* gegeben wurde, bekommen hatte und der sich allmählich in eine Geschwulst der Rose mit Fieber und einem Krampfhusten verwandelte. Es stieg damit so schnell, daß er den 5. und 6. Januar nicht mehr im Bett bleiben konnte, um nicht zu ersticken. Er wollte sich nicht zur Aderlaß verstehen, die Huschke, sein Arzt, für notwendig hielt. Den 7. Januar war das linke Auge durch die Geschwulst und Eiterung in Gefahr; auch teilte sich die Geschwulst allen Drüsen des Kopfs und Halses mit. Stark erschien den Nachmittag. Eine sehr starke Aderlaß und darauf ein sehr reizendes Fußbad wurde auf seine Verordnung unternommen: beides rettete ihn. In dieser Nacht und den Morgen

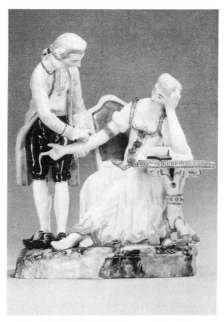

Der Aderlaß, Ludwigsburger Porzellanmanufaktur, um 1786.

kannte er die Menschen nicht mehr; das rechte Auge, das sonst gut war, wurde jetzt mit ergriffen; er sah durch dieses die Adern des Auges an der Wand rot, so wie ihm alles rötlich vorkam. In dieser Nacht nach der Aderlaß und Fußbad erschien am Fuß eine rotlaufartige Geschwulst und die am Gesicht verlor sich nach und nach. Es kam eine Art Bräune, die eben auch gefährlich war. Stark, den wir den ersten Tag selbst gesprochen, hielt ihn für ganz tödlich und befürchtete einen Schlag, da Kopf, Gehirn und Brust so sehr befallen war.«[40]

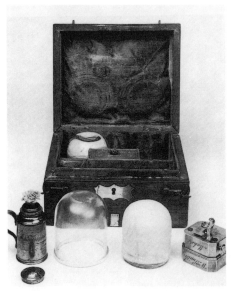

*Schröpfgarnitur mit Schröpfköpfen
und Schnepper, 1805.*

»Von dem, was ich gelitten habe, weiß ich wenig zu sagen. Nicht ganz ohne vorhergehende Warnung überfiel mich, kurz nach dem neuen Jahre, die Krankheit und bekämpfte meine Natur, unter so vielerlei seltsamen Formen, daß meine Genesung, selbst den erfahrensten Ärzten, auf einige Zeit zweifelhaft werden mußte. Neun Tage und neun Nächte dauerte dieser Zustand, aus dem ich mich wenig erinnere. Das glücklichste war, daß in dem Augenblicke, als die Besinnung eintrat, ich mich selbst ganz wieder fand.«[41]

»Damals hatte das Brownische Dogma ältere und jüngere Mediziner ergriffen; ein junger Freund, demselben ergeben, wußte von der Erfahrung, daß Peruvianischer Balsam, verbunden mit Opium und Myrrhen, in den höchsten Brustübeln einen augenblicklichen Stillstand verursache und dem gefährlichen Verlaufe sich entgegensetze. Er riet mir zu diesem Mittel, und in dem Augenblick war Husten, Auswurf und alles verschwunden. Wohlgemut begab ich mich in Professor Schellings Begleitung nach Weimar, als gleich zu Anfange des Jahrs der Katarrh mit verstärkter Gewalt zurückkehrte und ich in einen Zustand geriet, der mir die Besinnung raubte. Die Meinigen waren außer Fassung, die Ärzte tasteten nur, der Herzog, mein gnädigster Herr, die Gefahr überschauend, griff sogleich persönlich ein, und ließ durch einen Eilboten den Hofrat Stark von Jena herüberkommen. Es vergingen einige Tage, ohne daß ich zu einem völligen Bewußtsein zurückkehrte, und als ich nun durch die Kraft der Natur und ärztliche Hülfe mich selbst wieder gewahr wurde, fand ich die Umgebung des rechten Auges geschwollen, das Sehen gehindert und mich übrigens in erbärmlichem Zustande. Der Fürst ließ in seiner sorgfältigen Leitung nicht nach, der hocherfahrne Leibarzt, im Praktischen von sicherm Griff, bot alles auf, und so stellte Schlaf und Transpiration mich nach und nach wieder her.«[42]

»Nach einer bösen Prüfung gehöre ich wieder zu den Lebendigen [...].«[43]

»Unsere Lebensart [in Pyrmont] ist sehr einfach. Früh um 6 Uhr wird aufgestanden, bis 8 Uhr Brunnen getrunken, um 9 Uhr gefrühstückt, bis 11 Uhr herumgeschlichen und diskutiert, dann über den andern Tag bis gegen 12 Uhr gebadet, um 1 Uhr zu Hause gegessen, ein paar Stunden nach Tische zugebracht wie es gehen will, und des Abends in der Gegend bald da bald dorthin spazieren gegangen.«[44]

»Da mich die Kur zu aller Arbeit untüchtig gemacht hat, so habe ich hier wenig Zufriedenheit genossen [...].«[45]

»Ich hatte die letzten Tage bei sehr unbeständigem Wetter nicht auf das angenehmste zugebracht und fing an zu fürchten, mein Aufenthalt in Pyrmont würde mir nicht zum Heil gedeihen. Nach einer so hochentzündlichen Krankheit mich abermals im Brownischen Sinne einem so entschieden anregenden Bade zuzuschicken, war vielleicht nicht ein Zeugnis richtig beurteilender Ärzte. Ich war auf einen Grad reizbar geworden, daß mich nachts die heftigste Blutsbewegung nicht schlafen ließ, bei Tage das Gleichgültigste in einen exzentrischen Zustand versetzte.«[46]

In den Jahren 1802 bis 1804 spricht Goethe selbst von »leidlichem« Befinden. Mehrfach plagen ihn Halsentzündungen, in den Wintermonaten verläßt er kaum das Haus. Auch seine Umgebung hält ihn für psychisch labil und gesundheitlich angegriffen.

»Eine Indisposition, die mich übrigens an einer leidlichen Stubenexistenz nicht hindert, hält mich seit dem Anfange dieses Jahrs zu Hause [...].«[47]

»[...] ich lebe aber sehr in Sorge wegen des Geh. Rats [Goethe], er ist manchmal ganz hypochonder, und ich stehe viel aus, weil es aber Krankheit, so tue ich alles gerne. Habe aber so gar niemanden, dem ich mich vertrauen kann und mag. Schreiben Sie mir aber auf dieses nichts, denn man muß ihm ja nicht sagen, daß er krank ist; ich glaube aber, er wird wieder einmal recht krank.«[48]

»Da ich jetzt krank und grämlich bin, so kommt es mir fast unmöglich vor, jemals wieder solche Discourse zu führen.«[49]

Die von Christiane befürchtete schwerere Erkrankung trat Mitte Januar 1805 ein. Im Anschluß an eine Angina hatte Goethe Schmerzen am ganzen Körper; erneut wurde (wie 1801) das linke Auge besonders befallen, und man befürchtete einen ähnlich ernsten Verlauf. Kaum waren diese Symptome abgeklungen, traten im Februar 1805 erstmalig starke Nierensteinkoliken auf, unter denen Goethe bis zum August des Jahres in vierwöchigem Abstand litt. In den Folgejahren wurden sie seltener, quälten den Dichter jedoch bis Mitte 1812. Johann Christian Stark d. Ä. aus Jena wurde erneut hinzugezogen und verordnete Spirituseinreibungen, frisches Gemüse und – vor allem – Reiten! Goethe versuchte, durch strenge Diät und verminderten Alkoholgenuß den Heilungsprozeß zu fördern. Die nur langsam einsetzende Genesung wurde durch die Nachricht von Schillers Tod am 9. Mai 1805 verzögert. Niemand wagte es zunächst, Goethe diese Hiobsbotschaft zu überbringen, die dann auch die erwartete physische und psychische Reaktion nach sich zog.

»Für den schönen Fisch danke schönstens und werde mir ihn als Fastenspeise wohl schmecken lassen. Ich war auf recht gutem Wege, habe mir aber Donnerstag abends in Dr. Friesens [Jakob Friedrich Fries, 1773-1843] chemischer Stunde ein Halsweh geholt, das nicht nachläßt und mich donnerstags verhindern wird, Sie und die Freundinnen zu sehen.«[50]

»Ob nun nach der alten Lehre die *humores peccantes* [verdorbenen Säfte] im Körper herumspazieren, oder ob nach der neuen die verhältnismäßig schwächeren Teile in Désavantage [im Nachteil] sind, genug bei mir hinkt es bald hier, bald dort, und sind die Unbequemlichkeiten aus den Gedärmen ans Diaphragma [Zwerchfell], von da in die Brust, ferner in den Hals und so weiter ins Auge gezogen, wo sie mir denn am allerunwillkommensten sind.«[51]

»Du wirst nichts von meiner Bangigkeit um Goethe geahnt haben und von seinen großen Leiden. ›Ich selbst‹, sagte er neulich, ›wußte besser, wie es mit mir stand, als es nur ein Arzt vermuten konnte.‹ Stark kam aus Jena – es war am Freitag [8. Februar] abend – der erklärte, wenn Goethe bis Sonntag früh lebte, so sei Hoffnung da. Ich wagte den folgenden Morgen nicht vorzufragen; ich tat es nach vieler Überwindung. Aber wie wurde ich angenehm überrascht. Schon in dieser Nacht hatte die Krankheit umgeschlagen, die Krämpfe hatten nachgelassen, das Fieber war sanfter gewesen, und der Geliebte hatte über die Hälfte der Nacht ruhig geschlafen. Um elf Uhr [am 9. Februar] forderte er mich zu sich, weil er mich in drei Tagen nicht gesehn hatte. Ich war sehr bewegt, als ich zu ihm trat, und konnte aller Gewalt ungeachtet, die ich mir antat, die Tränen nicht zurückhalten. Da sah er mir gar freundlich und herzlich ins Gesicht, und reichte mir die Hand und sagte die Worte, die mir durch Mark und Gebein gingen: ›Gutes Kind, ich bleibe bei Euch, Ihr müßt nicht mehr weinen.‹ Da ergriff ich seine Hand und küßte sie, wie instinktmäßig, zu wiederholten Malen, aber ich konnte keinen Laut sagen. [...] Die Nacht vom Sonnabend bis zum Sonntag [9./10. Februar] wachte ich bei ihm [...]. Wenn ich ihm dann recht schmeichelte, so nahm er jedesmal ganz geduldig seine Medizin, aber mit innerer Überwindung. Nun sollte ich ihm aber auch den Leib mit scharfem Spiritus einreiben, und, wie der Arzt befohlen hatte, zweimal des Nachts. Dazu konnte ich ihn nur mit Mühe bringen.«[52]

»Kaum war Goethe dabei zu genesen, so fing der liebe Schiller zu kränkeln an [...]. Ich habe während der Zeit von zwölf Tagen bei Schiller vier Mal gewacht und bei Goethe zwei Mal. Diese Nächte gehören zu den schönsten meines Lebens. Goethe ist ein etwas ungestümer Kranker, Schiller aber die Sanftheit und Milde selber.«[53]

»Er [Goethe] kam wieder auf seine Krankheit zu reden; da sagte er: ›Ich habe da ein Experiment gemacht, das beinahe schlimm abgelaufen wäre.‹«[54]

»Goethe war sehr krank an einer Nierenkolik mit heftigen Krämpfen, welche zweimal zurückkehrte. Dr. Stark zweifelt, ihn ganz herstellen zu können. Jetzt hat er sich wieder ganz leidlich erholt [...]. Arbeiten kann er in seinen jetzigen Gesundheitsumständen freilich nicht, und gar nichts vornehmen ist wider seine Natur.«[55]

»Ob ich gleich sonst nicht lecker bin und das Aufkeimen einer jeden eßbaren Pflanze ganz ruhig abwarte, so ist mir doch diesmal die Langsamkeit der Spargel höchst verdrießlich: denn nach einer so langen Winterkrankheit wissen die Ärzte fast selbst nichts weiter, als daß sie einen auf die nächste Vegetation anweisen. Nun harren wir deren diesmal freilich allzulange.«[56]

Vom 6. Juli bis 12. August 1805 unterzog sich Goethe auf Anraten der Ärzte einer Kur in Bad Lauchstädt. Hofrat Stark verordnete ihm Duschbäder, und Johann Christian Reil, den Goethe ebenfalls konsultierte, verfaßte ein Gutachten über Goethes Krankheit. Dieses Dokument (Hecker: »eine geradezu furchtbare Schrift, die sich mit verbissener Energie gegen die Entzifferung zur Wehr setzt«) wurde von dem Goetheforscher Max Hecker wiedergefunden und 1937 publiziert.

»Nun mochte freilich solche geistige Anstrengung [Umgang in Lauchstädt], verflochten in geselliges Wohlleben, meinen körperlichen Zuständen nicht eben zusagen; es überfiel mich ganz unversehens der Paroxysmus eines herkömmlichen Übels, das von den Nieren ausgehend sich von Zeit zu Zeit durch krankhafte Symptome schmerzlich ankündigte. Es brachte mir diesmal den Vorteil einer größern Annäherung an Bergrat *Reil*, welcher als Arzt mich behandelnd mir zugleich als Praktiker, als denkender, wohlgesinnter und anschauender Mann bekannt wurde. Wie sehr er sich meinen Zustand angelegen sein ließ, davon gibt ein eigenhändiges Gutachten Zeugnis, welches vom 17. [13.] Septbr. dieses Jahrs unter meinen Papieren noch mit Achtung verwahrt wird.«[57]

Reils Gutachten

»Die beiden Haupterscheinungen der Krankheit waren 1. *periodischer Schmerz*, krampfhafter Natur, von der Lendengegend entspringend, zum Unterleibe, den Generationsteilen und dem Schenkel der leidenden Seite sich ausdehnend. 2. Blutrote Farbe des Urins, die durch erschütternde Bewegung erregt wurde. Man schloß aus dieser Farbe auf *Hämaturie* [Blutharnen], hat aber keine andere Entdeckungsmittel des Bluts im Urin angewandt. Beide Erscheinungen weisen, wenn sie berichtiget sind, zuverlässig auf *Krankheiten der Nieren* hin. Aber auf welche? 1. *Rheumatalgia renum* [Rheumatismus, Krämpfe der Nieren] (exaltiertes Gemeingefühl, *dolor spontaneus* [plötzlicher Schmerz], ohne irgend eine sichtbare Verletzung des Organismus); die

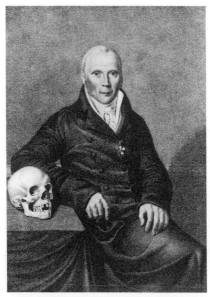

*Johann Christian Reil (1759-1813),
Goethes Arzt im Jahr 1805 in Halle;
Kupferstich nach der Kreidezeichnung von
Heinrich Anton Dähling (1773-1850).*

Entstehungsart des Übels, sein Verschwinden durch Bäder, *Douche* und wärmere Bedeckung der Lendengegend sprechen für diese Idee; aber *Hämaturie* von erschütternder Bewegung ist wenigstens ein sehr seltenes Produkt der Rheumatalgie. Rheumatismus ist in der Regel Krankheit der Muskeln; befällt er wider seine Natur ein Eingeweide, so setzt dies Schwäche des respektiven Eingeweides voraus. Mittel a, solche, die die Nierenschwäche verbessern. *Herba Uvae ursi* [Bärentraube], *Hedera terrestris* [Gundelrebe], *Urtica minor* [kleine Brennessel], Eisenwasser, örtliche Einreibungen. b, Frottieren des ganzen Körpers, Bäder, *Douche,* warme Bedeckung der Nierengegend mit Fellen, Flanell. *Cadet de Veaux* [Antoine Alexis Cadet de Vaux, 1743-1828] Mittel wider die Gicht, laues Wasser? 2. *Steinkrankheit,* unter welchen Namen ich beides, den Prozeß der übermäßigen Absonderung von Harn- und Phosphorsäure und den dadurch erzeugten toten Absatz (das *koagulierte Residuum* des Prozesses), nemlich den Nierenstein, begreife. Diese Idee begünstiget die *Hämaturie,* ihr Entstehen von Erschütterung und überhaupt die Dauer der Krankheit. – Ofte Beobachtung der Erscheinungen des Urins in Beziehung auf Farbe, Konsistenz, Geruch, Art der Fäulung, Veränderlichkeit und die Anwendung von *Reagentien* auf denselben führen zur sicherern Diagnostik. – *Mittel,* *Thermae Carolinae* [Karlsbader Heilquellen], *Aqua calcis* [Kalkwasser], Seife, *Soda crystallisata, Herbae suba[d]stringentes* [zusammenziehende Kräuter], *Uva ursi* etc.

Noch erwähne ich des besondern Konsenses zwischen Nieren und Darmkanal, der leicht im Heilgeschäft irre führt. Die Nierenkrankheit erregt als entfernte Ursache Darmkrankheit; *Colica nephritica*. Nun bildet sich aber die ursprünglich konsensuelle Darmkrankheit zur eignen Selbständigkeit aus, durch die verletzte Funktion des Darmkanals. Er erzeugt in sich eine Ursache des Krankseins, besonders wenn *vita sedentaria* [sitzende Lebensweise] dazu kömmt, und wirkt in dieser Qualität wieder zurück auf die Nierenkrankheit und vermehrt sie. So entsteht eine reziproke Wechselwirkung zwischen Ursach und Wirkung.

Auf diese Art ist es möglich, daß die Anfälle des Schmerzes, wenn sie gleich ursprünglich von den Nieren ausgingen, sich durch Mittel heilen lassen, die auf den Darmkanal wirken z. B. durch Visceralklistiere, Digestive in Verbindung mit *stomachicis amaris* [»Magenbitter«, bitter schmeckende Arzneimittel bei Magenbeschwerden]. Auf diese Art ist es möglich, daß die Heilung der Darmkrankheit zugleich auch das ursprüngliche Nierenübel vermindern kann, weil sie auf dasselbe zurückwirkt.«[58]

Die Erkrankung von 1805 macht beispielhaft deutlich, daß Goethe sich nur dann zur strengen Diät zwingen konnte, wenn es ihm wirklich schlecht ging. Bei den ersten Anzeichen der Besserung sah er sich (von Christiane bestärkt) nach üppigen Gerichten und ihm mundenden Getränken, vor allem Wein mit kräftigem Geschmack, um. Daß Goethe zeitweise ein exzessiver Weintrinker war, der mühelos bereits zum Frühstück eine Flasche leerte, ist nur selten ausgesprochen worden, da diese Tatsache kaum in ein von Verehrung und Idealisierung getragenes Goethebild einzugliedern war. Für Bier dagegen hatte Goethe nichts übrig. Ebenso mied er Nikotin; sein Urteil über Rauchen und Raucher ist vernichtend.

»Goethe ist wohl, und seine Gesundheit scheint, als wolle sie von nun an beständiger bleiben. Die Tuschbäder [Duschbäder] bekommen ihm sehr wohl. Er hält

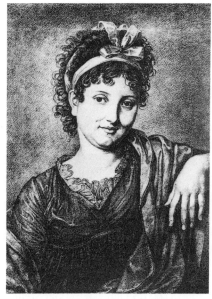

Christiane Vulpius (1765-1816), ab 1788
Goethes Lebensgefährtin, ab 1806 seine Ehefrau;
Kreidezeichnung von Friedrich Bury (1763-1823)
aus dem Jahr 1800.

auf Diät und ißt des Abends nichts, außer Tee und vielleicht späterhin eine Suppe. Aber lange wird es wohl nicht dauern: denn der Hausgeist [Christiane] wird ihm so lange zureden, daß der Tee ihn schwäche und er etwas Ordentliches genießen müsse etc., wie wir es schon erlebt haben.«[59]

[Am gleichen Tag wie das vorhergehende Zeugnis:] »Die gefällige Sendung von einem Fäßchen Heringe ist zur rechten Zeit glücklich angekommen [...]. Mögen Sie mir vor Winters noch eine Sendung guten alten Franz-Wein besorgen, so geschieht mir eine große Gefälligkeit.«[60]

»Der Würzburger als gewöhnlicher Tischwein und zu fetten Braten das englische Gewürz Piccalillo bekommen seinem Magen so vortrefflich [...].«[61]

»Immer kränkelt er [Goethe]. Die Ärzte sagen, er halte sich in Essen und Trinken nicht nach ihren Vorschriften.«[62]

»Ich war in meinem Leben sehr oft in dem Fall, bei gewissen komplizierten Zuständen zu keinem rechten Entschluß kommen zu können. Trank ich aber in solchen Fällen einige Gläser Wein, so war es mir sogleich klar, was zu tun sei, und ich war auf der Stelle entschieden. – Das Fassen eines Entschlusses ist aber doch auch eine Art Produktivität, und wenn nun einige Gläser Wein diese Tugend bewirkten, so dürfte ein solches Mittel doch nicht ganz zu verwerfen sein.«[63]

»Das Rauchen, sagt er [Goethe], macht dumm; es macht unfähig zum Denken und Dichten. Es ist auch nur für Müßiggänger, für Menschen, die Langeweile haben, die ein Dritteil des Lebens verschlafen, ein Dritteil mit Essen, Trinken und anderen notwendigen oder überflüssigen Dingen hindudeln, und alsdann nicht wissen, obgleich sie immer vita brevis [das Leben ist kurz] sagen, was sie mit dem letzten Dritteil anfangen sollen. Für solche faule Türken ist der liebevolle Verkehr mit den Pfeifen und der behagliche Anblick der Dampfwolke, die sie in die Luft blasen, eine geistvolle Unterhaltung, weil sie ihnen über die Stunden hinweg hilft. Zum Rauchen gehört auch das Biertrinken, damit der erhitzte Gaumen wieder abgekühlt werde. Das Bier macht das Blut dick und verstärkt zugleich die Berauschung durch den narkotischen Tabaksdampf. So werden die Nerven abgestumpft und das Blut bis zur Stockung verdickt. Wenn es so fortgehen sollte, wie es den Anschein hat, so wird man nach zwei oder drei Menschen-Alter[n] schon sehen, was diese Bierbäuche und Schmauchlümmel aus Teutschland gemacht haben. An der Geistlosigkeit, Verkrüppelung und Armseligkeit unserer Literatur wird man es zuerst bemerken, und jene Gesellen werden dennoch diese Misere höchlich bewundern. Und was kostet der Greuel. Schon jetzt gehen 25 Millionen Taler in Teutschland in Tabaksrauch auf. Die Summe kann auf 40, 50, 60 Millionen steigen. Und kein Hungriger wird gesättigt und kein Nackter gekleidet. Was könnte mit dem Gelde geschehen! Aber es liegt auch in dem Rauchen eine arge Unhöflichkeit, eine impertinente Ungeselligkeit. Die Raucher verpesten die Luft weit und breit und ersticken jeden honetten Menschen, der nicht zu seiner Verteidigung zu rauchen vermag. Wer ist denn imstande, in das Zimmer eines Rauchers zu treten, ohne Übelkeit zu empfinden? wer kann darin verweilen, ohne umzukommen?«[64]

1806 setzen sich die monatlichen Nierenkoliken fort. Als Medikament wird Opium genannt, dem Goethe jedoch bald Bilsenkraut (wegen der »heiteren Träume«) vorzieht. Die »Diät« besteht aus Wein und Fleisch! Auf Anraten der Ärzte unternimmt Goethe erneut eine Kur: Zum vierten Mal (nach 1785, 1786 und 1795) entscheidet er sich für Karlsbad. Im Oktober 1806 kommt es im Anschluß an die Schlacht von Jena und Auerstädt zu Plünderungen in Weimar. Goethes Haus bleibt dank des resoluten Einschreitens Christianes verschont. Wenige Tage später wird sie – nach achtzehnjähriger Lebensgemeinschaft – Goethes Ehefrau.

»Goethe war wieder recht krank, seine Krankheit ist periodisch, er bekommt sie alle drei, vier Wochen; er sagte mir, er nähme Bilsenkraut statt Opium dafür und täte ihm letzteres besser.«[65]

»Vom Donnerstag auf den Freitag habe ich mehr als billig ist gelitten und habe mich noch nicht ganz wieder zusammen gefunden. Ich wage nicht, meinen verehrten Besuch auf morgen, Mittwoch, einzuladen. Entschuldigen Sie mich, bedauern Sie mich.«[66]

»Deiner lieben Ehehälfte danke zum schönsten für den nochmals überschickten Braten und sende mir doch gelegentlich die Rechnung. Da ich fast nichts mehr als Fleisch und Wein genieße, so ist es eine große Gabe, mich mit dem ersten zu versehen, das bei uns nicht immer gut und hinreichend zu haben ist.«[67]

»Goethe ist jetzt recht heiter, seine Anfälle kommen leider regelmäßig, und er hat viel Schmerz dabei, doch sah er besser aus als lange nicht, und man sah seinen Zügen an, daß sie lang keinen Schmerz empfunden hatten. [Sein Arzt Johann Christian] Stark hofft viel vom Karlsbad, wo er schon voriges Jahr hätte hingehen sollen, aber dieses Jahr gewiß hingehen wird.«[68]

Mit dem Jahr 1806 beginnen die in den Folgejahren stets wiederholten Reisen in die böhmischen Bäder, in erster Linie nach Karlsbad (vgl. dazu die Zusammenstellung am Ende des Bandes). Viel mehr noch als die Mineralbäder und die Trinkkuren mit verschiedenen Heilquellen waren es jedoch die Abwechslung in der Ernährung, die andere Umgebung, die zu wissenschaftlicher Betätigung – Wolkenbeobachtungen, Sammeln von Pflanzen und Gesteinen – anregte, die damit verbundenen zahlreichen Ausflüge in die Umgebung und die gesellschaftlichen Ereignisse (vor allem die Anwesenheit anmutiger Damen), die Goethes Laune und Wohlbefinden steigen ließen. Durch das neue Ambiente psychisch belebt, ließen vielfach auch die körperlichen Beeinträchtigungen nach. Goethe im Bad – ein Lehrstück für die Berechtigung psychosomatischer Ansätze!

»Dagegen kann ich sagen, daß ich mich von Tag zu Tag besser befinde und daß ich auch für die Folge das Beste hoffe. Wir leben, die kleinen Unbequemlichkeiten der Kur abgerechnet, zwar nicht herrlich, doch in Freuden. An Krebsen und Forellen ist kein Mangel und das übrige Essen ist nicht schlecht. Wir gehen und fahren spazieren; wobei immer ein wenig gezeichnet wird und viel Steine zusammengeklopft werden. Fast täglich gibt es eine neue Bekanntschaft und man könnte lange hier sein, ohne erschöpft zu haben, was sich alles hier befindet.«[69]

»In Karlsbad ist es mir und meiner Gesellschaft ganz gut gegangen und ich finde mich auch gegenwärtig sehr viel besser als vor der Kur.«[70]

Die folgenden Jahre zeigen ein unverändertes Bild. Hin und wieder macht sich das Steinleiden bemerkbar, dem Goethe mit Diät (oder was er dafür hielt) und den jährlich wiederholten Badekuren zu begegnen suchte. Neue Ärzte, so Christian Ehrhard Kapp, treten in den Badeorten ins Blickfeld. Die Muskel- und Gelenkschmerzen melden sich bisweilen, die sonst üblichen Erkältungskrankheiten halten sich zurück. Die Badekuren werden gepriesen, aber immer wieder finden sich auch Zeugnisse des Unwohlseins, vor allem in den Wintermonaten oder als Begleiterscheinung des schlechten Wetters. 1808 kommt Goethe eine Gewichtsabnahme zugute, die sein Wohlbefinden steigert. In diesen Jahren erscheinen drei Werke von besonderem Rang: 1808 wird *Faust. Der Tragödie erster Teil* publiziert, von der Nachwelt als Teilstück des vermeintlich größten Werks Goethes auserkoren. Goethe selbst ließ diesen Rang jedoch seiner 1810 erschienenen *Farbenlehre* zukommen, an der er 20 Jahre gearbeitet hatte. Sie war ihm wichtiger als alle seine Dichtungen, und hiermit glaubte er folgenden Generationen etwas Bedeutendes hinterlassen zu haben. Erst in neuerer Zeit

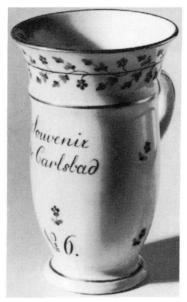

*Karlsbader Trinkbecher, 10 cm hoch;
Vergißmeinnicht-Muster auf weißem Grund;
Aufschrift: Souvenir de Carlsbad No. 6.*

nimmt das Verständnis für Goethes Art der Naturforschung wieder zu. Nicht zu vergessen sind die 1809 vorgelegten *Wahlverwandtschaften*, ein Roman, der exemplarisch die untrennbare Einheit des Dichters Goethe mit dem Naturforscher Goethe belegt.

»Das Fallen des Barometers hat sich auch an meinem Unglauben gerächt, indem es mir ein großes Übel angedeutet hat. Von vorgestern auf gestern hatte ich einen Anfall [Nierenkolik] so heftig als je. Es war in der letzten Zeit so viel zusammengekommen, und ich hatte mich nicht geschont.«[71]

»Ich wüßte mir keinen angenehmern und bequemern Aufenthalt als Karlsbad und werde wohl noch eine Zeitlang hier bleiben. Was sonst Jena für mich war, soll künftig Karlsbad werden. Man kann hier in großer Gesellschaft und ganz allein sein, wie man will, und alles, was mich interessiert und mir Freude macht, kann ich hier finden und treiben. [...] Mit meinem Befinden geht es sehr gut, besonders seit acht Tagen. Doktor Kapp von Leipzig und Dr. Mitterbacher von hier haben sich sehr viel Mühe gegeben, meine Umstände zu erforschen und, nachdem ich die eigentliche Brunnen-Kur geendigt, mir eine Arznei verschrieben, die ganz wunderwürdige Wirkungen getan hat. Ich befinde mich seit den letzten acht Tagen so wohl, als ich mich in Jahren nicht befunden habe. Wenn es dauerhaft ist, so wollen wir Karlsbad und die Ärzte loben. Indessen trinke ich noch alle Morgen von dem gelindesten Brunnen einige Becher mit Milch [...].«[72]

»Ich kam nach Karlsbad in dem übelsten Befinden, das sich durch einen zwar gewöhnlichen, aber für meine Zustände nicht passenden, schlendrianischen Gebrauch des Wassers anfänglich so vermehrte, daß ich in einen höchst peinlichen Zustand geriet. Durch eine Abänderung der Kur und den Gebrauch einiger Mittel, nach Verordnung des Dr. Kapp aus Leipzig, wendete sichs auf einmal ins Bessere.«[73]

»Die Freundinnen aus der Nachbarschaft haben mir indessen sehr köstlichen Spargel und gute Prunellen zugesendet, und ich hoffe, es soll von nun an recht gut gehen. Herr Geh. Hofrat Starke [Stark] besucht mich täglich [in Jena] und nimmt sich meiner mit vieler Sorgfalt an.«[74]

»Ich befinde mich nicht mehr ganz übel, weil ich wieder etwas tun kann. Wenn ein Arzt auf seinem Todbette noch einen andern für ein langes Leben retten kann, so sehe ich nicht ein, warum wir andern nicht noch, indem wir uns übel befinden, etwas tun sollten, was die Menschen erfreut.«[75]

»Es war [bei Goethe] ungemein splendid, Gänseleberpasteten, Hasen und dergleichen Gerichte. Er war noch freundlicher [als am Vortag], sprach recht viel und invitierte mich immer zum Trinken, indem er an die Bouteille zeigte und leis brummte, was er überhaupt viel tut; es war sehr guter roter Wein, und er trank fleißig, besser noch die Frau.«[76]

»Mein Befinden ist aber gar zu schwankend, das geringste Unternehmen bringt mich aus dem Gleichgewicht.«[77]

Im Jahre 1810 wird erstmals ein Schwindelanfall Goethes erwähnt. Einige Autoren haben ihn als Vorzeichen der sich im Alter immer deutlicher ausprägenden Hypertonie und Arteriosklerose gedeutet. Dieses Krankheitsbild sollte von nun an allmählich die in den Vorjahren im Mittelpunkt stehenden Kolikschmerzen aus dem Steinleiden ablösen.

»Goethe hält sich schon lange in Jena auf, schreibt mir nicht ein Wort, aber er ist wohl, hat sogar in Drakendorf [bei Jena] bei Ziegesars [wohl am 5. April 1810] getanzt, wurde aber schwindlig, fiel hin, es hat ihn aber nichts geschadet, es ist schade, daß eine so ausgezeichnete Natur nicht immer jung bleiben kann.«[78]

1812 werden vereinzelt Symptome einer typischen Herzinsuffizienz, darunter Luftnot, beschrieben. Wenn Goethe von seinem »Übel« spricht, ist oft nicht klar, ob damit sein älteres Steinleiden oder die neu hinzugekommenen arteriosklerotischen Beschwerden gemeint sind. Die Umgebung empfindet den Dichter als gealtert. Am 9. Januar 1813 kommt es zu einem Stenokardie (Angina pectoris)-Anfall, der Goethe mehrere Wochen schonungsbedürftig macht. Schon Ende April begibt er sich zur Kur nach Teplitz, die er auf fast vier Monate ausdehnt.

»Auch in Goethen spürt man das Alter sehr. Nicht im Geistigen. Er ist noch ebenso munter, so rüstig, so leicht beweglich zu Scherz und Schimpf, in welch letzterem er sich gegen die neuen Sekten, besonders die christkatholische, mit großem Wohlbehagen ergeht. Allein man sieht, daß er oft an seinen Körper erinnert wird. Mitten in Gesprächen, auch die ihn interessieren, unterbricht er sich, geht hinaus, ist sichtbar angegriffen. Gestern machte ich einen langen Spaziergang mit ihm, aber er mußte sich alle paar tausend Schritt setzen und ausruhen.«[79]

»[...] nehme mir die Freiheit, hiedurch um ein paar Fläschchen guten Malaga zu bitten. Da mir der Arzt ihn verordnet, nachdem ich gestern Nacht einen sehr unangenehmen Anfall ausgehalten, so wird mir dieses starke Getränke, welches ich sonst nicht zu erhalten weiß und dessen Betrag ich sehr gern erstatten will, aus dem Keller können verabreicht werden.«[80]

1814 geht es Goethe verhältnismäßig gut. Eine mehrmonatige Reise an Rhein und Main, verbunden mit einer Kur in Wiesbaden, bekommt ihm ausgezeichnet. Auch 1815 geht er nach Wiesbaden, doch werden dadurch mehrfache Erkältungen und Arthrosebeschwerden nicht verhindert. Letztere setzen Goethe bisweilen so stark zu, daß er sich nur mit Hilfe seines Dieners an- und auskleiden kann. Die intensive Beziehung zu Marianne von Willemer läßt manches körperliche Ungemach vergessen.

»Das Bad [in Wiesbaden] bekommt mir wohl, ob es gleich angreifischer sein mag als das Teplitzer [...]. Daß ich mich leidlich befinde, könnt Ihr daraus sehen, daß ich täglich an der Wirtstafel speise, die nie unter hundert Gästen ist, und wo es weder an Hitze, noch an Lärm, noch an Fliegen fehlt. [...] Der frische Lachs schmeckt mir noch immer, obgleich die hiesigen sagen: die Zeit sei vorbei.«[81]

»Das Schwalbacher Wasser, zusammen mit dem hiesigen Bade, bekommt mir sehr wohl und so geht ein Tag nach dem andern hin, vergnüglich, heilsam und nützlich.«[82]

»Um von mir zu reden, waren die ersten vierzehn Tage [in Wiesbaden, 1815] sehr erwünscht und angenehm, nun brechen aber die Übel, denen zu entgehen ich die Réise hierher machte, sehr fatal auf mich los, die gichtischen Schmerzen nehmen zu, daß ich den linken Arm kaum bewegen kann, und ich soll das Douchebad brauchen, das mir ganz zuwider ist. Der Arzt versichert aber, das sei alles ganz vortrefflich, man müsse nur aushalten. Dies ist nun keinesweges meine Absicht.«[83]

Im Jahr 1816 ändert sich das Bild wenig: Ein grippaler Infekt, rheumatische Beschwerden, eine Furunkulose am rechten Arm werden vermerkt, aber nicht weiter beachtet. Bemerkenswert indes ist eine andere Tatsache: Als Goethes Frau Christiane am 6. Juni stirbt, führt diese psychische Belastung *nicht* zum Ausbruch einer Krankheit. Es mag gewagt erscheinen, hieraus auf den Stand von Goethes Ehe zu schließen, doch eine gewisse Verwunderung dürfte angebracht sein. Als Goethes Sohn August vierzehn Jahre später (1830) in Rom stirbt, erkrankt der Vater lebensgefährlich, und schon der Leipziger Student hatte das Verhalten der Freundin als den Auslöser für heftige Fieberanfälle bezeichnet. Beim Tod der Ehefrau erwartet man eine ähnliche Reaktion, die jedoch ausbleibt.

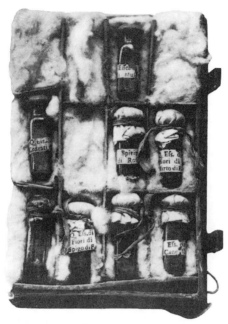

Goethes Reiseapotheke.

1817 unternimmt Goethe keine Badereise. Im Frühjahr unterzieht er sich einer Kur mit Löwenzahnextrakt, die er in den höchsten Tönen preist. Ende Mai bildet sich »nach Spazierengehn auf feuchtem Boden« eine Geschwulst am Fuß, wohl aufgrund gestörter venöser Zirkulation (Ulcus cruris varicosum). Im Juli ist es wieder einmal ein fiebriger Katarrh, der ihn daran hindert, von Jena nach Weimar zurückzufahren. Die Behandlung erfolgt mit Hyoscyamus, atropinhaltigem Bilsenkraut, und Kanthariden (Spanische Fliege; blasenziehendes Pflaster oder Tinktur mit dem Wirkstoff aus dem getrockneten Körper des Käfers Lytta vesicatoria). In Weimar ist inzwischen Wilhelm Rehbein als Arzt tätig, den auch Goethe bald konsultiert. Bisweilen behandeln ihn Rehbein und der ältere Huschke gemeinsam.

»Ich fühle mich so wohl und verbleibe in ununterbrochener Tätigkeit und Bewegung, so daß ich mich fast selbst nicht kenne. Und diese Wunder hat der Gebrauch des Extrakts des nun aufsprießenden *Löwenzahns* getan. Eine so schnelle und glückliche Wirkung habe ich noch nicht erlebt, als dieses ganz zufällig bei günstig eintretender Gelegenheit von mir ergriffene Mittel geleistet hat. Es ist mir beinahe bange die fortschreitende Witterung möchte mir den Gebrauch allzuschnell abschneiden.«[84]

»Und sende mir Fachinger Wasser sobald es ankommt. Rehbein quält mich, daß ich es mit weißem Wein trinken soll, deswegen laß deine nächste Sendung weißem Wein gewidmet sein.«[85]

»Da fand sich nun ein Geschwulst am *linken* Fuß ein, von welchem die Ärzte sagen, ich habe Gott zu danken, daß es nicht der rechte sei. Da blieb mir nun nichts übrig als mich zu gedulden. Indessen hat ein von *Serenissimo* [Herzog Carl August] höchstselbst verordneter Schnürstrumpf Wunder getan, und wenn sich das Übel so fort und fort vermindert, so werde ich's gar bald los.«[86]

»Auch mich hatte eine Verkältung in sehr schlechte Zustände versetzt, weshalb ich auch meinen Besuch in Weimar aufgeben mußte. Geh. Hofrat Starke [Stark] wirkte sogleich durch Spanische Fliege und Gift, wodurch denn freilich das Übel schnell genug vertrieben wurde, aber das Cerebral-System empfindet von der Kur noch einige Hindernis.«[87]

Die Jahre 1818 bis 1822 stehen unter medizinischem Aspekt weiterhin im Zeichen der Bäderreisen, auch wenn Goethe sich 1818 erstmals kritisch und resignativ über Karlsbad äußert und in den Folgejahren (1821-1823) Marienbad vorzieht. Kistenweise läßt sich Goethe die ihm verträglichen Wässer auch nach Weimar bringen, in erster Linie Marienbader Kreuzbrunnen. Neben den Erfolgs- oder Mißerfolgsmeldungen aus den Badeorten werden einige Erkältungen, eine Schnittwunde am Finger, eine Augenentzündung und Verdauungsstörungen erwähnt. In diesen Jahren erscheinen der *West-östliche Divan* (1819), die erste Fassung von *Wilhelm Meisters Wanderjahre* (1821) sowie zahlreiche, zum Teil ältere naturwissenschaftliche Aufsätze, die Goethe zwischen 1817 und 1824 in seinen beiden parallel veröffentlichten Zeitschriftenreihen *Zur Naturwissenschaft überhaupt* und *Zur Morphologie* vereinigt.

»Die Ärzte wollen mich nach Karlsbad, ich gehe ungern hin, weil ich den Glauben daran verloren habe; ferner wird man gewohnt, mancherlei zu leiden und ist nicht so ungeduldig wie in der Jugend, wo man sich einbildet, eine unbeschränkte und unbedingte Existenz erreichen zu können.«[88]

»Verkältung empfunden. Wuchs das Übel nach schlechtem Schlaf. Vorkehrungen dagegen. Anschwellung des Zahnfleisches. [...] Zeitig zu Bette. Geschwulst der ganzen rechten Seite bis an's Auge. Vorkehrungen. *Spiritus Mindereri* [als Expectorans wirkendes essigsaures Ammoniak, Liquor Ammonii acetici]. Tasse Fliedertee [aus Sambucus nigra, schwarzer Holunder]. *Extractum Hyoscyami* [Bilsenkraut]. Keine Besserung. Emulsion pp. Die Nacht durchaus schlaflos und sehr schlimm. Früh Blutigel. Schnelle Besserung.«[89]

»Abends bei Goethe, der sich in den Finger schnitt und ihn bloß naß zuband, um ihn prima intentione [im ersten Anlauf] zu heilen.«[90]

»Ich habe diese Zeit her der Ehren und Freuden gar viel genossen, mich aber dabei mitunter sehr schlecht befunden: denn wer mit seinen Eingeweiden und dem Wetter zugleich in Streit liegt, kann nicht besonders gefördert sein. Der Gebrauch des Kreuzbrunnens, der mir so nötig ist, wurde durch die gräßliche Witterung gestört, ja umgekehrt, daß man nicht weiß, wie man sich retten soll.«[91]

»Ew. Wohlgeb. ersuche mir sobald möglich eine Kiste mit fünfzig kleinen Flaschen Kreuzbrunn zu senden. Ich habe dieses Wasser zu meinem besonderen Nutzen diesen Winter über getrunken [...].«[92]

»Den letzten Winter befand ich mich besser als lange Zeit, aber ich hielt mich auch strenger als je und habe mancherlei vor mich gebracht.«[93]

»[. . .] möge das, was die mineralischen Wässer bewirkt, sich in der Folge immer besser bewähren! Man sagt und hofft ja so. Ich für meine Person kann zufrieden sein, doch wünscht und erwartet man immer einen größeren Erfolg; da man aber eigentlich nicht jünger wird, so fehlt zuletzt das Beste: die Kraft, sich selber herzustellen, und da wisse man sich denn zu bescheiden.«[94]

Das letzte Lebensjahrzehnt:
Die »geschenkten Jahre« (1823-1832)

Am 11. Februar 1823 erkrankte Goethe so schwer,
daß einige voreilige Korrespondenten wie Johann
Diederich Gries bereits seinen Tod meldeten. Kopf-
schmerzen und Unwohlsein kündigten die Krankheit
an, am 17. Februar kamen Schüttelfrost und hochgra-
dige Atemnot hinzu, so daß Goethe nur aufrechtsit-
zend im Bett atmen konnte. Die starken Schmerzen in
der Herzgegend, die Beklemmung im gesamten Brust-
bereich sowie das Angstgefühl sind deutliche Hinweise
auf einen Myokardinfarkt (Herzinfarkt). Goethe war
zum vierten Mal in akuter Lebensgefahr. In beiden Fü-
ßen bildeten sich Ödeme. Die Ärzte, Rehbein und
Huschke, behandelten mit Aderlaß und Blutegel,
Meerrettich-Kompressen auf die Herzgegend und Ar-
nikatee. Sowohl diese Therapie wie auch die späteren
Vorgehensweisen der Ärzte bei Goethes schweren Erkrankungen zeigen, daß die Medizin der Goethezeit einer solch tiefgreifenden gesundheitlichen Krise im
Grunde kaum etwas entgegenzusetzen hatte. Der immer noch als Universalmittel angewandte Aderlaß war
unter objektiven Kriterien längst obsolet geworden
und lebte ausschließlich durch seine Tradition noch bis
in das 19. Jahrhundert hinein. Am 19. Februar trat Fieber ein, am 23. Februar glaubte Goethe sich am Rande
des Todes. Der 25. Februar brachte die Wende: Goethe
ging es täglich besser, die Ödeme bildeten sich zurück,
der Appetit kehrte wieder, und normales Schlafen war

möglich. Ende März machte Goethe seinen ersten Spaziergang im Garten; er war sich nach dieser Krise von nun an jedoch bewußt, daß er hochgradig hinfällig war, und daß ihm alle folgenden Lebensjahre nur »geschenkt« seien.

Bei der Durchsicht der Zeugnisse zu dieser schweren Erkrankung fällt Goethes große Aggressivität und Ungeduld als Kranker auf, die sich schnell auch gegen die behandelnden Ärzte wandte. Während er in gesunden Tagen für sämtliche seiner Ärzte nur gute Worte hatte und jedem einzelnen ein positives Zeugnis ausstellte (wie es unten beispielsweise für Carl Vogel wiedergegeben ist), klagt er in der Krankheit oft über Unfähigkeit der behandelnden Ärzte, falsche Therapie, ja, er wird persönlich und beschimpft seine Ärzte als »Jesuiten« und »Hundsfötter«! Viele bedachtsam ausgesprochene und scheinbar von Weisheit getragene Worte, daß er in der Krankheit zu leiden und zu dulden gelernt habe, erweisen sich in der konkreten Situation als reine Lippenbekenntnisse. Auch Goethes Umgebung vermerkt Ungeduld und stetes jämmerliches Klagen als unerträgliche Begleiterscheinung des kranken Goethe.

»[14. Februar] Nach Tische bei Goethe, der schon unpäßlich war und über Dumpfheit im Kopfe klagte.«[95]

»[17. Februar] Nachmittags bei Goethe, den ich schon sehr leidend und in der ganz dunklen Kammer zu Bette liegend vorfand. Mittags hatte ihn ein zweistündiger heftiger Fieberfrost befallen. Er wimmerte in einem fort: ›Allmächtiger Gott, wie krank ich bin, was muß

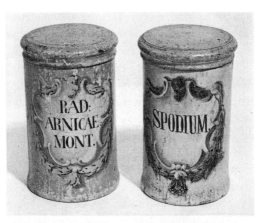

*Bemalte Drogenbüchsen aus Holz, 18. Jahrhundert.
Arnikawurzel und Beinschwarz.*

der arme Teufel leiden, ich bin kränker denn seit vielen Jahren pp.‹ (...) Das Diner bei Generals [August und Isabella von Egloffstein, 18. Februar] ward mir durch die plötzliche Kunde von Goethes Lebensgefahr gänzlich verbittert. Ich ging nachher gleich ins Haus, wo die Ärzte wenig Trost gaben [...].«[96]

»[21. Februar] Neue qualvolle Besorgnisse um Goethe. ›Dieser heftige, dieser unbesiegbare Schmerz – hatte er vor sich hin gesagt – wird mich noch bald an die Schwelle des Lebens bringen.‹«[97]

»Vorgestern nachmittag [am 20. Februar] war er bedeutend besser, ja sogar wieder munter und an allem teilnehmend; gestern früh betäubt, entsetzlich matt, nachmittags abermals etwas besser, diese Nacht hingegen wurde das Fieber stärker, die Schmerzen in der Seite nahmen wieder zu, und man sieht sich in dieselben qualvollen Besorgnisse zurückversetzt, die am ersten Tage der entdeckten Herzentzündung (Dienstags) auf uns einstürmten. [...] Was soll ich *Ihnen* über den ungeheuren Verlust sagen, der uns bedroht, *Ihnen*, der ihn mehr noch als irgend jemand zu messen und zu würdigen versteht und in tiefster Seele empfinden wird? – –

Man hält den morgigen Tag für entscheidend. O daß unsre heißesten Wünsche ihn zum gesegneten machen könnten! [...] Goethes kräftige Natur läßt allerdings noch einige Hoffnung – aber ich darf nicht verhehlen, daß sie, bei dem sichtbaren Rückschritt in der Besserung – nachdem vorgestern das Hauptübel schon gehoben schien – nur gering ist.

Am Montage abends sprach ich ihn noch [...]. Am Dienstage früh gab sich die Gefahr seines Zustandes erst kund, worauf man ihm sogleich zu Ader ließ, und späterhin Blutigel und Vesicatorien [Zugpflaster] folgen ließ.«[98]

»Sonntags 23. Febr. war er am schlechtesten. Früh schon sagte er zu seinem Sohne: ›Der Tod steht in allen Ecken um mich herum.‹ Zu Huschken mehrmalen: ›Ich bin verloren.‹ (...) Rehbein sagte ihm: ›Das *Inspirieren* [Einatmen] geht leichter als das Exspirieren.‹ ›Freilich, antwortete er, ich fühle es am besten, ihr Hundsfötter!‹ Sonntag abends wurde er zu Jena schon totgesagt.«[99]

»Eben komme ich von Goethens Krankenbette, – wo ich vier Stunden in großer Spannung zubrachte. Es scheint eine Krisis eingetreten, die wieder Hoffnung schöpfen läßt, das Bewußtsein ist wieder ganz frei, das Atemholen ruhig, die Schmerzen minder, die Todeskälte in den Händen beginnt zu weichen, und alles deutet auf eine ruhigere Nacht. [...] ›Der Tod steht in allen Ecken um mich‹, sprach er ganz heiter diesen Morgen, und diesen Abend: ›Es ist ein Hindernis in mir zu *leben*, wie zu *sterben*, mich soll nur wundern, wie es enden wird.‹ Wenn er morgen überlebt, ist er gerettet, glaubt man!«[100]

»Ja, mein teurer Freund, wir alle, Deutschland, die Welt, haben einen Verlust erlitten, der, wenn nicht für *alle* Zeiten, doch gewiß für die jetzige unersetzlich ist.

Gibt es dabei einen Trost, so ist es dieser, daß er nicht lange gelitten hat. Erst vorgestern, am Sonnabend, hörte ich die erste Nachricht, daß Goethe bedenklich krank sei, und schon gestern, am 23., nachmittags um 5 Uhr, hat sein Geist diese Welt verlassen. Sein *Geist* sage ich? Nein, den soll kein Tod uns rauben!«[101]

»Es scheint in der Tat, als ob Goethes *Genius* seine tödliche Krankheit im eigentlichsten Sinne besiegt habe. Denn erst von dem Momente gestern nachmittag an, wo er, ›daß der Kampf zwischen Leben und Tod jetzt förmlich eingetreten sei‹, laut erklärt und mit größter Heftigkeit *Kreuzbrunnen* gefodert und erhalten hatte, ›um, wenn er denn doch sterben müsse, wenigstens auf seine eigne Weise zu sterben‹ – – erst von diesem

Augenblick an wurde es sichtbar und stündlich besser. Er ließ sich einige Stunden später förmliche Rechenschaft über seine Krankheits-Geschichte ablegen und behandelte sie ganz wie eine abgeschlossene fremde Sache, sich über das körperliche Leidens-Gefühl durchaus emporschwingend.«[102]

»Vom Magnetismus sprach er, und als seine Schwiegertochter ihn fragte, ob man Kieser [Dietrich Georg Kieser, 1779-1862, Arzt und Professor der Medizin] von Jena sollte kommen lassen, erwiderte er: ›Nein, da kann nur Gott noch helfen.‹ Seine Ärzte entfernten sich einmal, sich zu besprechen, denen er wohl will: ›Da gehen sie hin, die Jesuiten; beraten können sie sich wohl, aber nicht raten.‹«[103]

»Die Nacht hindurch wurde nicht viel geschlafen, daher Unleidlichkeit, Mißbehagen, Unzufriedenheit, daß der Zustand noch immer leidend ist. Der Puls ist fieberlos, nicht schwach, in gehörigen Intervallen, die Zunge rein, feucht. So schreitet auf langsamem Wege die Besserung allmählich fort.«[104]

»Nachher hat er zu trinken verlangt, Champagner, Bier, Kreuzbrunnen, und als der Kammerrat ihm ersteres nicht hat geben dürfen, seine Stimme so mächtig über des Sohnes Ungehorsam erhoben, daß [der Diener] Stadelmann, der sich einen Augenblick entfernt hatte, vor Angst wieder herbeigelaufen ist. Nicht wahr, das ist ein gutes Zeichen, wenn die Galle wieder so rege wird bei euch Männern! [...] Über die Ignoranz der

Ärzte soll Goethe verschiedentlich gewütet und der Dr. Rehbein sein bescheiden Teil abgekriegt haben. – Tut aber alles nichts! Ich beneide einen jeden, der zu seiner Genesung, seiner Pflege etwas beitragen kann, und sollte er es auch mit einigen wohlgemeinten Püffen erkaufen.«[105]

»Nun aber, da ich von einer tödlichen Krankheit ins Leben wieder zurückkehre, soll das Blatt dennoch zu Ihnen, unmittelbar zu melden: daß der Allwaltende mir noch gönnt, das schöne Licht seiner Sonne zu schauen.«[106]

Vom 2. Juli bis 20. August 1823 besucht Goethe Marienbad. Anschließend unternimmt er einen Abstecher nach Karlsbad: Es ist sein letzter Kuraufenthalt. In den verbleibenden acht Lebensjahren wird Weimar kaum noch verlassen. Lediglich ein längerer Besuch in Dornburg im Jahr 1828 nach dem Tod von Herzog Carl August sowie zwei Fahrten nach Ilmenau 1830 und 1831 werden noch unternommen. Anfang November 1823 erkrankt Goethe erneut ernsthaft, vermutlich wiederum lebensgefährlich. Zu einem grippalen Infekt kommen massive Herzbeschwerden, Luftnot, schließlich alle Anzeichen einer kardialen Dekompensation, die wie im Februar des gleichen Jahres behandelt wird. Dies alles geschieht unter tiefen Depressionen: In Marienbad hatte Goethe sich mit der Absicht getragen, die neunzehnjährige Ulrike von Levetzow zur Frau zu nehmen, doch die Mutter versagte ihre Zustimmung. Das Entsagungserlebnis hat seinen Ausdruck in der

Marienbader Elegie gefunden. Die Forschungsliteratur hat wiederholt die These vertreten, Goethes November-Erkrankung sei rein psychogener Natur gewesen. Als der Freund Carl Friedrich von Zelter am 24. November 1823 nach Weimar kommt, muß er dem kranken Goethe immer wieder die *Marienbader Elegie* vorlesen: Der Dichter wird in wenigen Tagen gesund!

»Bald kam auch der Arzt, Hofrat Rehbein. Er fand Goethes Puls, wie er sich ausdrückte, ganz munter und leichtfertig, worüber wir uns freuten und Goethe einige Scherze machte. ›Wenn nur der Schmerz von der Seite des Herzens weg wäre!‹ klagte er dann. Rehbein schlug vor, ihm ein Pflaster dahin zu legen; wir sprachen über die guten Wirkungen eines solchen Mittels, und Goethe ließ sich dazu geneigt finden. Rehbein brachte das Gespräch auf Marienbad, wodurch bei Goethe angenehme Erinnerungen erweckt zu werden schienen.«[107]

»Seine entsetzliche Ungeduld und Weichlichkeit beim Hustenanfall, lebhafter Ausfall gegen meine unlogischen Trostsprüche.«[108]

»Bei mir ist an keine Besserung zu denken, solange ich, wie schon seit vielen Tagen, nicht im Bette schlafen kann. Die Krankheit ist eben auch ein absolutes Übel. Welch ein Zustand! Welch eine Qual, ohne Morgen und Abend, ohne Tätigkeit, ohne klare Idee! Aber besucht mich nur immer mittags ein wenig, damit man doch noch denken möge zusammenzugehören.«[109]

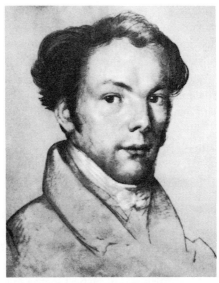

*Carl Vogel (1798-1864), Goethes letzter Arzt;
Kreidezeichnung von Johann Joseph Schmeller
(1796-1841) aus dem Jahr 1826.*

»Ein schweres Krankenlager erfolgte [...] im Spätherbst 1823, und die Weimarischen Ärzte erwarteten Goethes Tod. Schon zweimal hatte ich den Freund in ähnlichem, dem Tode nahen Zustande angetroffen, und ihn unter meinen Augen gleichsam wieder aufleben sehen. Diesmal, seine Genesung sozusagen befehligend, sah ich ihn von Stund an, zur Verwunderung der Ärzte, so schnell sich erheben, daß ich ihn in der Mitte des Dezembers [am 13.] in völliger Munterkeit verlassen durfte.«[110]

Ab 1824 führte Goethe ein stilles und zurückgezogenes Leben in Weimar. Sein Bluthochdruck (Hypertonie) wird gelegentlich mit Aderlaß behandelt. Über Goethes Zustand gibt es außerordentlich konträre Urteile (Rauch, Heine). Auch in den folgenden Jahren ist Goethes Gesundheit in Anbetracht seines hohen Alters zufriedenstellend. Trotzdem fallen wiederholt sehr resignative Bemerkungen auf, in der Art, daß man nun alles hinzunehmen habe, was das Leben noch biete. Ab 1826 berichten die Zeitgenossen von deutlichen Alterserscheinungen wie Schwerhörigkeit und Gedächtnisschwäche, vor allem bezüglich der näheren Vergangenheit. Der geschätzte Arzt Rehbein stirbt 1825, sein Nachfolger wird Carl Vogel, zu dem Goethe ein besonderes Vertrauensverhältnis gewinnt.

»Bittre Klagen über gestörten häuslichen Frieden durch Ulrikens Unfall [Kutschenunglück der Schwester von Goethes Schwiegertochter]. Wer nicht verzweiflen könne, müsse nicht leben; nur christlich sich ergeben, sei ihm das Verhaßteste. ›[...] ich will nicht hoffen und fürchten wie ein gemeiner Philister, das Geschwätz der Ärzte und ihr Trösten ist mir zuwider.‹«[111]

»Seit dem beinahe dreijährigen Nichtsehen Goethes fand ich ihn [am 19. Juni 1824] unverändert, geistig lebendig, heiter in fast ununterbrochener ausdaurenden Tätigkeit, körperlich wohl, in bewunderungswürdiger Gradehaltung des Körpers, beweglich, das Auge lebendiger im Ausdruck, als vor drei Jahren in Jena ich's fand, die Farbe des Gesichts fast jugendlich blühend gerötet, daß ich mich der Büste schämte, vor drei Jahren modelliert, welche mir gegen die Natur veraltet vorkam.«[112]

»Über Goethes Aussehen erschrak ich bis in tiefster Seele, das Gesicht gelb und mumienhaft, der zahnlose Mund in ängstlicher Bewegung, die ganze Gestalt ein Bild menschlicher Hinfälligkeit. Vielleicht Folge seiner letzten Krankheit. Nur sein Auge war klar und glänzend. Dieses Auge ist die einzige Merkwürdigkeit, die Weimar jetzt besitzt.«[113]

»[...] indessen ich von meinen Zuständen soviel vermelden kann: daß ich, in Betracht meiner Jahre, alle Ursache habe zufrieden zu sein, wenn ich mein Befinden richtig beurteile, mich darnach halte und durch äußere Veranlassung nicht in meinem Gange gestört werde, so bleibt mir nichts zu wünschen übrig als die Gleichheit eines solchen Zustandes so lange mir auf Erden zu verweilen gegönnt ist.«[114]

»Dem Hofe, der Stadt und mir besonders ist leider ein Arzt [Rehbein] weggestorben, dessen Verlust kaum zu ersetzen scheint.«[115]

»Angekommen wäre er [der neue Arzt Vogel]! uns gefällt er, gefällt sich auch und wird sich gut behagen, wenn nur erst die häuslichen Einrichtungen in Ordnung sind. Er ist klar, offen, heiter, sich selbst deutlich und wird es dadurch bald auch andern. Sein Handwerk versteht er, und so wird alles gut gehn. Er hat keinen

Schein von Affektiertem, Anmaßlichem, Zurückhaltendem und so wird er bei uns bald zu Hause sein.«[116]

Ab 1828 nehmen die Zeichen der Altersschwäche zu: Goethe ermüdet schnell, kann andererseits aber nachts nicht mehr schlafen. Deutlich hat sich im Auge der Arcus senilis, die ringförmige, weißliche Trübung der Hornhautperipherie, ausgebildet. Wegen der hohen Empfindlichkeit der Augen trägt Goethe regelmäßig einen grünen Augenschirm. Doch wäre es völlig verfehlt, aus diesen Erscheinungen auf einen dahinvegetierenden Greis zu schließen. Gerade in diesen Jahren entstehen wesentliche Teile des Alterswerks: Seit Februar 1825 arbeitet Goethe am zweiten Teil des *Faust*, der 1831 vollendet und eingesiegelt wird. Im *Versuch einer Witterungslehre* (1825) liefert Goethe ein Resümee seiner wetterkundlichen Vorstellungen; 1829 wird die zweite Fassung von *Wilhelm Meisters Wanderjahre* vollendet, daneben stehen bedeutende Altersgedichte. Auch das Interesse an den Naturwissenschaften ist ungebrochen: Goethes letzte Arbeit, *Principes de Philosophie zoologique* (1830), sollte im Streit der Naturforscher Georges Cuvier und Etienne Geoffroy de Saint-Hilaire eine zwischen analytischen und synthetischen Denkweisen in der Wissenschaft vermittelnde Position beziehen. Goethe war sich durchaus der Tatsache bewußt, daß die regelmäßige ärztliche Betreuung eine wichtige Voraussetzung für seine anhaltende Schaffenskraft darstellte. Der Überzeugung, daß Gesundheit und Leistungsfähigkeit vom Wetter abhängig seien, bleibt Goethe auch im hohen Alter treu.

»Goethe sprach darauf über seine Gesundheit und pries sich glücklich, sich fortwährend vollkommen wohl zu befinden. ›Daß ich mich jetzt so gut halte‹, sagte er, ›verdanke ich Vogel; ohne ihn wäre ich längst abgefahren. Vogel ist zum Arzt wie geboren und überhaupt einer der genialsten Menschen, die mir je vorgekommen sind. Doch wir wollen nicht sagen, wie gut er ist, damit er uns nicht genommen werde.‹«[117]

»Wir sprachen sodann über krankhafte körperliche Zustände und über die Wechselwirkung zwischen Körper und Geist. ›Es ist unglaublich‹, sagte Goethe, ›wie viel der Geist zur Erhaltung des Körpers vermag. Ich leide oft an Beschwerden des Unterleibes, allein der geistige Wille und die Kräfte des oberen Teiles halten mich im Gange. Der Geist muß nur dem Körper nicht nachgeben! So arbeite ich bei hohem Barometerstande leichter als bei tiefem; da ich nun dieses weiß, so suche ich bei tiefem Barometer durch größere Anstrengung die nachteilige Einwirkung aufzuheben, und es gelingt mir.‹«[118]

Anfang April 1830, fast genau zwei Jahre vor seinem Tod, bekundet Goethe gegenüber Eckermann noch einmal seine Abneigung gegen Brillen und Brillenträger. Er selbst war leicht kurzsichtig und bediente sich, vor allem in jüngeren Jahren, bisweilen einer gestielten Doppellorgnette. Daß Goethe dennoch eine derartige Abwehrhaltung gegenüber der Brille entwickelte, war indes mehr als ein merkwürdiges Gehabe. Seine erkenntnistheoretische und wissenschaftsmethodische

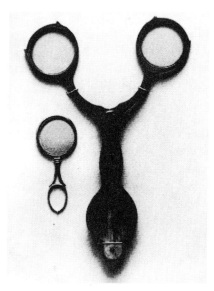

*Goethes Augengläser, die er wegen leichter
Kurzsichtigkeit benutzte; Doppellorgnette
aus der Werkstatt von Tauber in Leipzig.*

Position ging jeweils vom direkten Anschauen des wissenschaftlichen Objekts durch den Menschen aus. Jeder Apparat – und im weiteren Sinne eben auch die Brille – entfremdete den Menschen von der Natur, konnte ihm nicht mehr den unmittelbaren Eindruck vermitteln. Somit erschien das Auge, für Goethe zentrales Sinnesorgan, in gewisser Weise durch die Brille abgewertet.

»Es ist bekannt, daß Goethe kein Freund von Brillen ist. ›Es mag eine Wunderlichkeit von mir sein‹, sagte er mir bei wiederholten Anlässen, ›aber ich kann es einmal nicht überwinden. Sowie ein Fremder mit der Brille auf der Nase zu mir hereintritt, kommt sogleich eine Verstimmung über mich, der ich nicht Herr werden kann. [...] Der einzige Mensch, bei dem die Brille mich nicht geniert, ist Zelter; bei allen anderen ist sie mir fatal. Es kommt mir immer vor, als sollte ich den Fremden zum Gegenstand genauer Untersuchung dienen, und als wollten sie durch ihre gewaffneten Blicke in mein geheimstes Innere dringen und jedes Fältchen meines alten Gesichtes erspähen. [...] Denn was habe ich von einem Menschen, dem ich bei seinen mündlichen Äußerungen nicht ins Auge sehen kann und dessen Seelenspiegel durch ein paar Gläser, die mich blenden, verschleiert ist!‹«[119]

Als Goethe am 10. November 1830 die Nachricht vom Tode seines Sohnes August in Rom erhält, flüchtet er zunächst in beharrlicher Verdrängung der Realität in die Arbeit, den vierten Teil von *Dichtung und Wahrheit*. Am 25. November wacht er abends nach 22 Uhr mit einem schweren Blutsturz auf. Am folgenden Tag wiederholt sich trotz Vogels schnellen Eingreifens das Geschehen. Goethe verliert sehr viel Blut, fühlt sich danach besser. Schon wenige Tage später, am 29. November, betrachtet er sich als weitgehend wiederhergestellt. Trotz der Kürze der Krankheit, wiederum ein treffendes Beispiel für einen psychosomatischen Vorgang, war Goethes Leben zum sechsten Mal akut in Gefahr. Unklar bleibt, ob es sich um eine Lungenblutung, die Folge eines geplatzten Magengeschwürs oder die Aus-

wirkungen von gerissenen Krampfadern der Speise-
röhre (Ösophagus-Varizen) gehandelt hat.

»Goethe setzte uns am vorigen Freitag [26. November]
in nicht geringe Sorge, indem er in der Nacht von einem
heftigen Blutsturz überfallen wurde und den ganzen
Tag nicht weit vom Tode war. Er verlor im ganzen mit
dem Aderlaß sechs Pfund Blut, welches bei einem so
hohen Alter viel sagen will. Seine unvergleichliche Natur hat aber auch diesmal gesiegt [. . .].«[120]

»Goethes Arzt, Hofrat Vogel, glaubt die nächste Ursache des erschreckenden Zufalls in der Anstrengung
zu finden, mit welcher er in den letzten Wochen jede
Äußerung seiner Gefühle über den Tod seines Sohnes
in sich zurückgedrängt hat.«[121]

»Noch ist das Individuum beisammen und bei Sinnen.
Glück auf! Mit der leidigen Krankheitsgeschichte ver-
schon ich dich. Hier! was mein trefflicher Arzt von der
löblichen Genesung sagt:
›Man kann behaupten, daß jetzt alle Funktionen in
Ordnung sind. Der Schlaf ist gut, der Appetit nicht un-
bedeutend, die Verdauung regelmäßig. Die Kräfte sind
bei weitem nicht so geringe, als man bei solchen Vor-
gängen befürchten mußte. Die vortreffliche Konstitution des verehrten Kranken läßt eine baldige völlige
Wiederherstellung mit gutem Grunde hoffen.
Weimar, den 29. November 1830   *Dr. Vogel.*‹«[122]

1831 plagen Goethe wiederum (wie 1817) ein Unterschenkelgeschwür (Ulcus cruris varicosum), dieses Mal am rechten Bein, rheumatische und grippale Beschwerden. Seinen letzten Geburtstag feiert er, um dem Rummel in Weimar zu entgehen, in Ilmenau, wo ihn Bergleute mit einem Fackelzug ehren. Mit dem Bergrat Mahr fährt er auf den Kickelhahn, einen der höchsten Berge des Thüringer Waldes südwestlich von Ilmenau. Tief bewegt liest Goethe dort die Verse, die er vor über 50 Jahren in das Holz der Schutzhütte geritzt hatte. Sie erscheinen ihm als sich nun erfüllende Weissagung des eigenen Schicksals: »Warte nur, balde ruhest du auch!«

Nur wenige Monate später, am 14. März 1832, erkältet sich Goethe bei einer Spazierfahrt. Das Katarrhalfieber – so die damals übliche Bezeichnung für einen grippalen Infekt – geht in eine Lungenentzündung (Pneumonie) über. Zunehmender Kreislaufinsuffizienz, schließlich einem weiteren Herzinfarkt mit Lungenödem hat der geschwächte Patient nichts mehr entgegenzusetzen. Goethes letzte Krankheit, die nach nur wenigen Tagen zu seinem Tod führte, hat sein Arzt Carl Vogel im Detail beschrieben und den Bericht ein Jahr später in Hufelands »Neuem Journal der praktischen Arzneikunde und Wundarzneikunst« veröffentlicht. Das auch als Separatdruck erschienene Dokument kann hier nur in wenigen Auszügen wiedergegeben werden.

»*Goethe* hatte sich nach seiner Wiederherstellung von einem heftigen Lungenblutsturze, der ihn im Dezember [November] 1830 befiel, bis in die Mitte des März 1832 einer vorzüglich guten Gesundheit erfreut. [...]

Die
letzte Krankheit Goethe's,
beschrieben und nebst einigen andern Bemerkungen über denselben,
mitgetheilt
von
Dr. Carl Vogel,
Grofsherzogl. Sächsischem Hofrathe und Leibarzte
zu Weimar.

Nebst
einer Nachschrift
von
C. W. Hufeland.

Wenn ich, eigner Mahnung, wie fleifsig er-
innernden Gönnern und Freunden ungehorsam,
bisher zögerte, die dennoch nicht wohl für immer abzulehnende Lösung der schmerzlichen
Aufgabe zu unternehmen, welche der Gegenstand der folgenden Blätter ausmacht, so möge
mich, was die ersten Wochen nach dem Trauer-
falle angeht, das niederdrückende Gefühl un-
ermefslichen Verlustes, — sechs Jahre lang

Titelei von Vogels Beschreibung der
letzten Krankheit Goethes, 1833.

Da wurde ich am 16ten März zu ungewöhnlich früher Stunde, schon um 8 Uhr morgens, zu *Goethe* be-
schieden. [...] Bei dem sehr hohen Alter des Kranken,
und weil damals in Weimar dergleichen katarrhalisch-
rheumatische Zufälle nicht selten in zum Teil tödliche
Nervenfieber übergingen, fand ich mich bewogen, [...]
unserer [...] Frau Großherzogin ungesäumt schriftlich
zu melden, *Goethe* leide seit gestern an einem Katarrhalfieber, und wenn ich schon im Augenblicke besonders gefährliche Krankheitszufälle nicht wahrnähme,

so wolle mir doch das Ganze allerdings bedenklich vorkommen. Übrigens hatte ich dem Patienten schon zuvor eine Auflösung von Salmiak [Ammoniumchlorid] und einigen Quentchen Bittersalz [Magnesiumsulfat], als Arznei, und Graupenschleim, mit Wasser zubereitet, zum Getränk, neben einem den Umständen angemessenen Verhalten verordnet. [...]

Die Pulver [von Goldschwefel und Zucker, Antimonpentasulfid, als Expectorans wirksam] hatten nach dem eignen Gefühle des Kranken so wohltätig gewirkt, daß er [am 17. März] um weitere Anwendung derselben bat. [...]

Der Kranke blieb [am 18. März] etliche Stunden außerhalb des Bettes. Er fühlte sich nur noch ein wenig matt. Die Heiterkeit seines Geistes war ungetrübt. Medizin wurde nicht verordnet, wohl aber, auf Verlangen, der mäßige Genuß des gewöhnlichen Würzburger Tischweins, und für den Mittagstisch etwas Fisch und Braten verwilligt. [...]

Am Morgen [des 19. März] traf ich den Kranken neben dem Bette sitzend, sehr aufgeräumt und nur noch körperlich etwas schwach. [...]

Die ersten Stunden der folgenden Nacht [...] schlief der Kranke sanft, bei vermehrter Hautausdünstung. Gegen Mitternacht wachte er auf, empfand zuerst an den Händen, welche bloß gelegen hatten, und von ihnen aus später dann auch am übrigen Körper, von Minute zu Minute höher steigende Kälte. Zum Frost gesellte sich bald herumziehender reißender Schmerz, der, in den Gliedmaßen seinen Anfang nehmend, binnen kurzer Zeit die äußern Teile der Brust gleichfalls

ergriff, und Beklemmung des Atems, sowie große
Angst und Unruhe herbeiführte. [...]

Erst den andern Morgen [20. März] um halb neun
Uhr wurde ich herbeigeholt. Ein jammervoller Anblick
erwartete mich! Fürchterlichste Angst und Unruhe
trieben den seit lange nur in gemessenster Haltung sich
zu bewegen gewohnten, hochbejahrten Greis mit ja-
gender Hast bald ins Bett, wo er durch jeden Augenblick veränderte Lage Linderung zu erlangen vergeb-
lich suchte, bald auf den neben dem Bette stehenden
Lehnstuhl. Die Zähne klapperten ihm vor Frost. Der
Schmerz, welcher sich mehr und mehr auf der Brust
festsetzte, preßte dem Gefolterten bald Stöhnen, bald
lautes Geschrei aus. Die Gesichtszüge waren verzerrt,
das Antlitz aschgrau, die Augen tief in ihre livide Höh-
len gesunken, matt, trübe; der Blick drückte die gräß-
lichste Todesangst aus. [...] Nach anderthalbstündiger
Anstrengung gelang es, vermöge reichlicher Gaben
Baldrianäther [Tinctura valerianae aethera, Baldrian
mit Schwefeläthergeist] und *Liquor Ammonii anisatus*
[Anisammoniak, Expectorans], abwechselnd genommen mit heißem Tee aus Pfeffermünzkraut und Kamil-
lenblüten, durch Anwendung starker Meerrettigzüge
[Zugpflaster] auf die Brust und durch äußere Wärme
die am meisten gefahrdrohenden Symptome zu beseiti-
gen, alle Zufälle erträglich zu machen. Den im linken
großen Brustmuskel übrigbleibenden fixen Schmerz
hob noch an dem nämlichen Tage ein auf die schmerz-
hafte Stelle gelegtes Spanisch-Fliegen-Pflaster. [...]

Die Besserung nahm bis eilf Uhr vormittags [des
21. März] deutlich zu. Von da verschlimmerte sich das

Befinden. Um zwei Uhr nachmittags erschien der Kranke hinfällig, mit triefendem Schweiße bedeckt [...]. Die äußern Sinne versagten zuweilen ihren Dienst, es stellten sich Momente von Unbesinnlichkeit ein. Dann und wann ließ sich ein leises Rasseln in der Brust vernehmen.

Nach etlichen Gaben eines Decocto-Infusums [Absudaufgusses] von Arnika und Baldrian mit Kampher hob sich der Puls und wurde ein wenig härter. [...] Bald aber gewannen alle Erscheinungen von neuem ein sehr bedenkliches Ansehen. Das Rasseln in der Brust verwandelte sich in lauteres Röcheln. Abends neun Uhr war der ganze Körper kalt, der Schweiß durch vielfache, meistens wollene Bekleidung und Bedeckung gedrungen. Die lichten Zwischenräume von Besinnung kamen weniger häufig und dauerten immer kürzere Zeit. Die Kälte wuchs, der Puls verlor sich fast ganz, das Antlitz wurde aschgrau. [...]

Er schien von den Beschwerden der Krankheit kaum noch etwas zu empfinden, sonst würde er bei der ihm eigentümlichen Unfähigkeit, körperliche Übel mit Geduld zu ertragen, mindestens durch unwillkürliche Äußerungen, seine Leiden zu erkennen gegeben haben. [...] Schwerlich hatte *Goethe* in diesen Momenten ein Vorgefühl seiner nahen Auflösung. Wenigstens entsprachen die Zeichen, welche man auf das Vorhandensein eines solchen Vorgefühls beziehen möchte, denjenigen nicht, deren er sich wohl früher bediente, um anzudeuten, wie er hinsichtlich der mußmaßlichen Dauer des ihm noch beschiedenen Lebensrestes einer Täuschung sich nicht überlasse. [...]

> Gestern Vormittags halb Zwölf Uhr starb mein ge-
> liebter Schwiegervater, der Grofsherzogl. Sächsische wirk-
> liche Geheime-Rath und Staatsminister
> ## JOHANN WOLFGANG VON GOETHE,
> nach kurzem Krankseyn, am Stickflufs in Folge eines zu-
> rückgeworfenen Katharrhalfiebers.
> Geisteskräftig und liebevoll bis zum letzten Hauche,
> schied er von uns im drei und achtzigsten Lebensjahre.
>
> *Weimar, 23 März*   OTTILIE, von GOETHE, geb. von POGWISCH,
> 1832.   zugleich im Namen meiner drei Kinder,
>   WALTHER, WOLF und ALMA von GOETHE.

> Gestern Vormittags halb Zwölf Uhr starb mein ge-
> liebter Schwiegervater, der Grofsherzogl. Sächsische wirk-
> liche Geheime-Rath und Staatsminister
> ## JOHANN WOLFGANG VON GOETHE,
> nach kurzem Krankseyn, am Stickflufs in Folge eines nervös
> gewordenen Katharrhalfiebers.
> Geisteskräftig und liebevoll bis zum letzten Hauche,
> schied er von uns im drei und achtzigsten Lebensjahre.
>
> *Weimar, 23. März*   OTTILIE, von GOETHE, geb. von POGWISCH,
> 1832.   zugleich im Namen meiner drei Kinder,
>   WALTHER, WOLF und ALMA von GOETHE.

Beide Fassungen von Goethes Todesanzeige;
die obere wurde verworfen, da der Buchstabe O
im zweiten Vornamen auf dem Kopf steht und der
Inhalt als Kritik am behandelnden Arzt Vogel
aufgefaßt werden konnte; Originale 5 x 8 cm.

›Mehr Licht‹ sollen, während ich das Sterbezimmer
auf einen Moment verlassen hatte, die letzten Worte des
Mannes gewesen sein, dem Finsternis in jeder Beziehung stets verhaßt war. Als später die Zunge den Gedanken ihren Dienst versagte, malte er, wie auch wohl
früher, wenn irgend ein Gegenstand seinen Geist leb-

haft beschäftigte, mit dem Zeigefinger der rechten Hand öfters Zeichen in die Luft, erst höher, mit den abnehmenden Kräften immer tiefer, endlich auf die über seinen Schoß gebreitete Decke. [...] Um halb zwölf Uhr mittags [am 22. März] drückte sich der Sterbende bequem in die linke Ecke des Lehnstuhls, und es währte lange, ehe den Umstehenden einleuchten wollte, daß *Goethe* ihnen entrissen sei.

So machte ein ungemein sanfter Tod das Glücksmaß eines reich begabten Daseins voll.«[123]

»Den Morgen ein seltsames ängstliches Gefühl trage ich heute mit mir herum. Guste hat gesagt, man erwarte des alten Goethe Tod. Um ½12 kömmt Sophie vom Wasser und sagt: Der alte Goethe sei tot! So ist auch Weimars letzter Stern erloschen, und immer öder wird es hier.«[124]

»Mir ist nichts widerwärtiger und zugleich lächerlicher als die Zudringlichkeit, mit welcher man jetzt dem toten Goethe noch auf den Leib rückt und von ihm verlangt, er hätte ein ganz anderer sein sollen, als er war, das heißt: nicht Goethe. Die eine Partei verlangt, er hätte Kirchenlieder und Erbauungsbücher, die andere, er hätte Turngesänge und Hambacher Reden schreiben sollen. Die einen wollen ihn nicht für einen Christen, die andern nicht für einen Deutschen gelten lassen; und während ganz Europa uns um sein Leben beneidet, um seinen Tod beklagt, hätten diese Unsinnigen nicht übel Lust, seine heilige Asche aus der Fürstengruft zu Weimar herauszureißen und in alle Winde zu streuen. Solcher Wahnsinn ist doch nur in Deutschland möglich!«[125]

GOETHES ÄRZTE

ABEL, JOHANN GOTTHELF LEBRECHT (1749-1822); Arzt von Friedrich Heinrich Jacobi in Pempelfort bei Düsseldorf; behandelte 1792 Goethes Hexenschuß, den er auf der Rückreise vom Frankreichfeldzug *(Campagne in Frankreich)* erlitten hatte.

AMBROSIUS, Goethes Arzt in Teplitz 1810, 1812 und 1813.

ANGERMANN, CHRISTIAN FRIEDRICH; Hofzahnarzt in Weimar, den Goethe 1817 in seinem Tagebuch erwähnt.

BERENDS, KARL AUGUST WILHELM (1754-1826); Professor der Medizin in Frankfurt/Oder, Breslau und Berlin; Goethes medizinischer Berater in den Jahren 1818 und 1819 in Karlsbad.

BURGGRAVE, JOHANN PHILIPP (1700-1775); Hausarzt der Familien Goethe und Textor in Frankfurt am Main; behandelte Goethes Kinderkrankheiten sowie 1768 den krank aus Leipzig zurückgekehrten Goethe (siehe auch Crisp und Metz).

CRISP, Chirurg in Frankfurt am Main; operierte im Winter 1768/69 Goethes Geschwulst am Hals. Damals galt der Chirurg noch nicht als Arzt im heutigen Sinne.

ENGELHARDT, JOHANN CHRISTIAN DANIEL; behandelte Goethes Zahnleiden im Jahre 1785.

HEIDLER, KARL JOSEPH, EDLER VON HEILBORN (1792-1866); Goethes Arzt bei den drei Badekuren in Marienbad, 1821 bis 1823; mit Goethe auch im geologisch-mineralogischen Dialog.

HUFELAND, CHRISTOPH WILHELM (1762-1836); übernahm 1783 die Praxis seines Vaters Johann Friedrich (siehe dort) in Weimar und wurde auf diese Weise Goethes Arzt, bis er 1793 die Professur für Medizin in Jena erhielt. 1801 wechselte Hufeland an die Berliner Charité und wurde Leibarzt der königlichen Familie; Goethes berühmtester Arzt, zu dem zahlreiche Biographien vorliegen.

HUFELAND, JOHANN FRIEDRICH (1730-1787); seit 1765 Leibarzt am weimarischen Hofe; Goethes Arzt von 1776 bis 1782.

HUSCHKE, WILHELM ERNST (1760-1828); seit 1790 Goethes Hausarzt; seit 1792 Leibarzt der herzoglichen Familie; behandelte Goethe neben Rehbein (siehe dort) bei der schweren Erkrankung im Jahre 1823.

KÄMPFER, JOHANN GOTTFRIED (1764-1823); seit 1807 Leibchirurg in Weimar.

KAPP, CHRISTIAN EHRHARD (1739-1824); Tischgenosse Goethes 1765 in Leipzig; praktischer Arzt in Leipzig und Dresden; Goethes Arzt in Karlsbad in den Jahren 1807 und 1808.

LEHR (LOEHR), FRIEDRICH AUGUST (1771-1831); Stadt- und Brunnenarzt in Wiesbaden; dort Goethes Berater im Juni 1815.

LODER, JUSTUS CHRISTIAN (1753-1832); Professor der Medizin in Jena, Halle und Moskau; Berater Goethes in anatomischen Fragen; gelegentlich ärztlicher Helfer Goethes bei Unpäßlichkeiten in Jena.

MARCARD, HEINRICH MATTHIAS (1747-1817); Goethes Badearzt in Pyrmont im Jahre 1801.

METZ, JOHANN FRIEDRICH (1724-1782); Arzt in

Frankfurt am Main aus alchimistisch-pietistisch orientierter Familie; behandelte Goethe im Winter 1768/69 vermutlich auf Empfehlung der Susanna von Klettenberg. Geburtsdatum nach WA 1721.

MITTERBACHER, BERNHARD (1767-1839); Brunnenarzt in Karlsbad; mit Goethe in den Jahren 1807, 1808 und 1810 bis 1812 in Kontakt.

PETTMANN, PHILIPP BERNHARD (1726-1790); Stadtphysikus in Frankfurt am Main; behandelte die Familie Goethe.

REHBEIN, WILHELM (gest. 1825); seit 1816 Arzt in Weimar; seit 1817 Goethes Hausarzt, der ihn auch in die böhmischen Bäder begleitete.

REICHEL, GEORG CHRISTIAN (1717-1771); Haus- und Tischgenosse in Leipzig, der Goethe beim Zusammenbruch im Sommer 1768 behandelte.

REIL, JOHANN CHRISTIAN (1759-1813); Anatom, Physiologe und Psychiater in Halle und Berlin; wurde bei Goethes Nierenkolik 1805 in Halle hinzugezogen und verfaßte ein medizinisches Gutachten über die Krankheit Goethes.

STARK, JOHANN CHRISTIAN (1753-1811); Arzt und Professor der Medizin in Jena; seit 1786 Leibarzt der Herzogin Anna Amalia von Sachsen-Weimar; genoß hohes Vertrauen am Weimarer Hof und behandelte zeitweise auch Goethe, so bei der schweren Erkrankung im Jahre 1801.

STARK, JOHANN CHRISTIAN, DER JÜNGERE (1769-1837); Professor der Medizin in Jena; seit 1812 Leibarzt am Weimarer Hof; zeitweise auch Goethes Arzt.

VOGEL, CARL (1798-1864); nach dem Tode Rehbeins

(siehe dort) Goethes letzter Hausarzt und Vertrauens-
person; beschrieb 1833 *Die letzte Krankheit Goethes.*

GOETHES BÄDERREISEN

1785
5. Juli bis 17. August: Erste Badekur in Karlsbad im Anschluß an eine Reise ins Fichtelgebirge.

1786
27. Juli bis 3. September: Zweite Badekur in Karlsbad; von dort Aufbruch nach Italien.

1795
4. Juli bis 8. August: Dritte Badekur in Karlsbad.

1801
13. Juni bis 17. Juli: Kur in Pyrmont mit längeren Aufenthalten in Göttingen auf der Hin- und Rückreise.

1805
6. Juli bis 12. August: Kur in Lauchstädt.

1806
2. Juli bis 4. August: Vierte Badekur in Karlsbad; auf Hin- und Rückreise Besuch mehrerer böhmischer Städte.

1807
28. Mai bis 7. September: Fünfte Badekur in Karlsbad mit mehreren Ausflügen in die Umgebung.

1808
15. Mai bis 9. Juli und 22. Juli bis 30. August: Sechste Badekur in Karlsbad. Vom 9. Juli bis 21. Juli und vom 30. August bis 12. September in Franzensbad. Dreißig Ausflüge in die Umgebung der Badeorte.

1810
19. Mai bis 4. August: Siebente Badekur in Karlsbad.
6. August bis 16. September: Erster Besuch in Teplitz.

1811

17. Mai bis 28. Juni: Achte Badekur in Karlsbad; Goethes Frau Christiane reist am 29. Mai nach; fünfzehn Ausflüge in die Umgebung.

1812

2. Mai bis 13. Juli und 12. August bis 12. September: Neunte Badekur in Karlsbad; dazwischen zweiter Aufenthalt in Teplitz.

1813

26. April bis 10. August: Dritter Aufenthalt in Teplitz; Hin- und Rückreise mit Besuchen in Leipzig und Dresden.

1814

13. Mai bis 28. Juni: Kur in Berka; 29. Juli bis 11. September: Badekur in Wiesbaden; Ausflüge an den Rhein und nach Mainz; Rückreise mit zahlreichen Unterbrechungen (Frankfurt, Heidelberg, Darmstadt).

1815

27. Mai bis 11. August: Zweite Badekur in Wiesbaden; Reisen nach Mainz und Köln; Rückreise von Wiesbaden mit zahlreichen Unterbrechungen (Frankfurt, Heidelberg, Mannheim, Karlsruhe, Würzburg).

1816

24. Juli bis 9. September: Badekur in Tennstedt; die geplante Kur in Baden-Baden wurde nach einem Kutschenunfall abgesagt.

1818

26. Juli bis 13. September: Zehnte Badekur in Karlsbad.

1819

28. August bis 26. September: Elfte Badekur in Karlsbad; den 70. Geburtstag auf der Reise verbracht.

1820

29. April bis 28. Mai: Zwölfte Badekur in Karlsbad; Hin- und Rückreise mit Besuchen in Marienbad und Eger.

1821

29. Juli bis 25. August: Erste Kur in Marienbad; 25. August bis 13. September in Eger; mehrere Ausflüge in die Umgebung.

1822

19. Juni bis 24. Juli: Zweite Kur in Marienbad; 24. Juli bis 26. August in Eger.

1823

2. Juli bis 20. August: Dritte Kur in Marienbad nach dreitätigem Besuch in Eger; 20. August bis 25. August wiederum in Eger; 25. August bis 5. September: Dreizehnte Kur in Karlsbad; bis zum 11. September wiederum in Eger.

ANMERKUNGEN

WA bezeichnet die sogenannte Weimarer Ausgabe von Goethes Werken, die zwischen 1887 und 1919 in 133 Bänden (in 143) im Auftrag der Großherzogin Sophie von Sachsen erschien (Nachdruck: München 1987). Zitiert wird aus den Abteilungen I (Werke), III (Tagebücher) und IV (Briefe), jeweils mit Band- und Seitenzahl. – FA verweist auf die neue, sogenannte Frankfurter Ausgabe (40 Bände in 41, 1985 ff.), von der die Edition von *Dichtung und Wahrheit* (Bd. 14, 1986) herangezogen wurde. – »Herwig« steht für die von Wolfgang Herwig bearbeitete Ausgabe von *Goethes Gesprächen* (5 Bände in 6), Zürich und Stuttgart/München 1965-1987. – Johann Peter Eckermanns *Gespräche mit Goethe* sind nach der Ausgabe München 1976 zitiert. – Alle weiteren Zitatnachweise erscheinen ungekürzt oder sind im Verzeichnis der Literatur aufgelöst.

1 Dichtung und Wahrheit, Erster Teil, Erstes Buch. FA 14, S. 15.

2 Dichtung und Wahrheit, Erster Teil, Erstes Buch. FA 14, S. 43 f.

3 Dichtung und Wahrheit, Zweiter Teil, Sechstes Buch. FA 14, S. 267.

4 Dichtung und Wahrheit, Zweiter Teil, Sechstes Buch. FA 14, S. 282.

5 An die Schwester Cornelia Goethe, 11. Mai 1767. WA IV 1, S. 83.

6 An Ernst Wolfgang Behrisch, 2. November 1767. WA IV 1, S. 126.

7 An Ernst Wolfgang Behrisch, 10. November 1767. WA IV 1, S. 136.

8 An Käthchen Schönkopf, 31. Januar 1769. WA IV 1, S. 187. An die gleiche Adressatin, 1. November 1768. WA IV 1, S. 168.

9 Zueignung. WA I 4, S. 88.

10 An Johann Gottlieb Breitkopf, August 1769. WA IV 1, S. 217.

11 Dichtung und Wahrheit, Zweiter Teil, Achtes Buch. FA 14, S. 360 f.

12 Dichtung und Wahrheit, Zweiter Teil, Achtes Buch. FA 14, S. 372-374.

13 An Käthchen Schönkopf, 30. Dezember 1768. WA IV 1, S. 183.

14 Dichtung und Wahrheit, Zweiter Teil, Neuntes Buch. FA 14, S. 394.

15 Dichtung und Wahrheit, Zweiter Teil, Neuntes Buch. FA 14, S. 407 f.

16 Lyncker, S. 35.

17 An Johann Heinrich Merck, 8. März 1776. WA IV 3, S. 38.

18 Tagebuch, 18./19. Juli 1776. WA III 1, S. 16.

19 Tagebuch, 6. Januar 1777. WA III 1, S. 30.

20 An Charlotte von Stein, 17. Juli 1777. WA IV 3, S. 164 f.

21 An die Mutter Katharina Elisabeth Goethe, 16. November 1777. WA IV 3, S. 187.

22 An Charlotte von Stein, 13. Juni 1779. WA IV 4, S. 42.

23 Tagebuch, 22. Januar 1780. WA III 1, S. 106 f.

24 An Charlotte von Stein, 8. Februar 1781. WA IV 5, S. 48.

25 An Charlotte von Stein, 19. November 1781. WA IV 5, S. 223.

26 An Karl Ludwig von Knebel, 26. Februar 1782. WA IV 5, S. 273.

27 An Charlotte von Stein, 13. März 1784. WA IV 6, S. 254.

28 Karl Ludwig von Knebel, Tagebuch, 24. Juni 1785. Herwig 1, S. 363 f.

29 An Philipp Christoph Kaiser, 14. Juli 1787, WA IV 8, S. 237.

30 An Charlotte von Stein, 19. Januar 1788. WA IV 8, S. 323.

31 An Charlotte von Stein, 8. Juni 1789. WA IV 9, S. 127.

32 Campagne in Frankreich, November 1792. WA I 33, S. 204.

33 An Christiane Vulpius, 25. Juli 1795. WA IV 10, S. 280.

34 An Friedrich Schiller, 27. Februar 1797. WA IV 12, S. 52 f.

35 An Johann Christian Kestner, 16. Juli 1798. WA IV 13, S. 212.

36 An Christian Gottlob Voigt, 12. Januar 1799. WA IV 30, S. 69.

37 An Christiane Vulpius, 12. Februar 1799. WA IV 14, S. 19.

38 Friedrich Schiller an Johann Friedrich Cotta, 10. Januar 1801. Herwig 1, S. 787.

39 Charlotte von Stein an ihren Sohn Fritz, 12. Januar 1801. Herwig 1, S. 787 f.

40 Caroline Herder an Karl Ludwig von Knebel, 22. Januar 1801. Herwig 1, S. 788.

41 An Johann Friedrich Reichardt, 5. Februar 1801. WA IV 15, S. 176.

42 Tag- und Jahreshefte 1801. WA I 35, S. 88 f.

43 An Marianne von Eybenberg, 27. April 1801. WA IV 15, S. 221.

44 An Christiane Vulpius, 26. Juni 1801. WA IV 15, S. 240.

45 An Friedrich Schiller, 12. Juli 1801. WA IV 15, S. 243.

46 Tag- und Jahreshefte 1801. WA I 35, S. 105.

47 An Wilhelm von Humboldt, 27. Januar 1803. WA IV 16, S. 173.

48 Christiane Vulpius an Nikolaus Meyer, 21. April 1803. Herwig 1, S. 883.

49 An Friedrich Schiller, 14. Januar 1804. WA IV 17, S. 13 f.

50 An Charlotte von Stein, etwa 15. Januar 1805. WA IV 30, S. 84.

51 An Friedrich Schiller, 17. Januar 1805. WA IV 17, S. 242.

52 Bericht von Heinrich Voß, 8. bis 10. Februar 1805. Herwig 1, S. 985 f.

53 Bericht von Heinrich Voß, Februar 1805. Herwig 1, S. 988.

54 Bericht von Heinrich Voß, 24. Februar 1805, Herwig 1, S. 989.

55 Friedrich Schiller an Christian Gottfried Körner, 25. April 1805. Herwig 1, S. 998.

56 An Karl Ludwig von Knebel, 1. Mai 1805. WA IV 17, S. 279.

57 Tag- und Jahreshefte 1805. WA I 35, S. 204f.

58 Aus dem Gutachten von Johann Christian Reil, 13. September 1805. Abgedruckt bei Max Hecker, Goethe und Schiller in ärztlicher Behandlung, in: Festschrift für Albert Leitzmann, hg. von Ernst Vincent und Karl Wesle, Jena 1937, S. 53-65; hier: S. 59f.

59 Friedrich Wilhelm Riemer an Karl Friedrich Ernst Frommann, 5. August 1805. Herwig 2, S. 31f.

60 An Nikolaus Meyer, 5. August 1805. WA IV 19, S. 33f.

61 Friedrich Wilhelm Riemer an Karl Friedrich Ernst Frommann, 20. November 1805. Herwig 2, S. 46.

62 Christian August Vulpius an Nikolaus Meyer, 28. Dezember 1805. Herwig 2, S. 50.

63 Zu Johann Peter Eckermann, 11. März 1828. S. 680.

64 Heinrich Luden, Rückblicke in mein Leben (1847). Herwig 2, S. 362f.

65 Charlotte von Stein an ihren Sohn Fritz, 3. März 1806. Herwig 2, S. 57.

66 An Charlotte von Stein, 4. März 1806. WA IV 19, S. 111.

67 An Karl Ludwig von Knebel, 14. März 1806. WA IV 19, S. 116.

68 Charlotte von Schiller an Johann Friedrich Cotta, 28. März 1806. Herwig 2, S. 59.

69 An Christiane Vulpius, 24. Juli 1806. WA IV 19, S. 162f.

70 An Charlotte von Stein, 29. August 1806. WA IV 19, S. 184.

71 An Charlotte von Stein, 18. April 1807. WA IV 19, S. 310.

72 An Christiane Goethe geb. Vulpius, 16. Juli 1807. WA IV 19, S. 369f.

73 An Carl Friedrich Zelter, 27. Juli 1807. WA IV 19, S. 376.

74 An Christiane Goethe geb. Vulpius, 2. Mai 1809. WA IV 20, S. 322f.

75 An Johann Heinrich Meyer, 30. Mai 1809. WA IV 20, S. 343.

76 Wilhelm Grimm an seinen Bruder Jakob, 13. Dezember 1809. Herwig 2, S. 493.

77 An Carl August, 25. Dezember 1809. WA IV 21, S. 150.

78 Charlotte von Stein an ihren Sohn Fritz, 27. April 1810. Herwig 2, S. 526.

79 Wilhelm von Humboldt an seine Frau Caroline, 15. Juni 1812. Herwig 2, S. 726.

80 An Franz Kirms, 10. Januar 1813. WA IV 23, S. 237f.

81 An Christiane Goethe geb. Vulpius, 7. August 1814. WA IV 25, S. 11.

82 An Christiane Goethe geb. Vulpius, 19. August 1814. WA IV 25, S. 17.

83 An Franz Kirms, 17. Juni 1815. WA IV 26, S. 16.

84 An Johann Heinrich Meyer, 13. April 1817. WA IV 28, S. 54f.

85 An den Sohn August Goethe, 27. Mai 1817. WA IV 28, S. 102.

86 An Christian Gottlob Voigt, 5. Juni 1817. WA IV 28, S. 118.

87 An Johann Heinrich Meyer, 21. Juli 1817. WA IV 28, S. 189f.

88 An Sulpiz Boisserée, 1. Mai 1818. WA IV 29, S. 158.

89 Tagebuch, 31. Oktober bis 3. September 1818. WA III 6, S. 239f.

90 Bericht von Friedrich von Müller, 7. Juni 1819. Herwig 3/1, S. 118.

91 An den Sohn August Goethe, 28. Juli 1820. WA IV 33, S. 133.

92 An Karl Joseph Heidler, 22. März 1821. WA IV 34, S. 169.

93 An Friedrich Christoph Perthes, 12. Mai 1821. WA IV 34, S. 232.

94 An Johann Heinrich Meyer, 9. August 1822. WA IV 36, S. 113.

95 Bericht von Friedrich von Müller, 14. Februar 1823. Herwig 3/1, S. 439.

96 Bericht von Friedrich von Müller, 17. und 18. Februar 1823. Herwig 3/1, S. 440.

97 Bericht von Friedrich von Müller, 21. Februar 1823. Herwig 3/1, S. 441.

98 Friedrich von Müller an Karl Ludwig von Knebel, 22. Februar 1823. Herwig 3/1, S. 442f.

99 Kanzler von Müller. Unterhaltungen mit Goethe. Kritische Ausgabe hg. von Ernst Grumach, Weimar 1956, S. 64.

100 Friedrich von Müller an Henriette von Beaulieu-Marconnay, 24. Februar 1823. Herwig 3/1, S. 449.

101 Johann Diederich Gries an Bernhard Rudolf Abeken, 24. Februar 1823. Herwig 3/1, S. 445.

102 Friedrich von Müller an Karl Ludwig von Knebel, 25. Februar 1823. Herwig 3/1, S. 451.

103 Caroline Wolzogen an Caroline von Humboldt, 26. Februar 1823. Herwig 3/1, S. 452.

104 Aus dem ärztlichen Bulletin von Wilhelm Rehbein, 26. Februar 1823. Herwig 3/1, S. 453 (dort irrtümlich: Rehberg).

105 Betty Wesselhöft an Carl Friedrich Zelter, 27./28. Februar 1823. Herwig 3/1, S. 457f.

106 An die Gräfin Auguste Luise Bernstorff, 17. April 1823. WA IV 37, S. 20.

107 Zu Johann Peter Eckermann, 14. November 1823. S. 71f.

108 Bericht von Friedrich von Müller, 17. November 1823. Herwig 3/1, S. 622.

109 Bericht von Friedrich von Müller, 23. November 1823. Herwig 3/1, S. 632.

110 Notiz von Carl Friedrich Zelter, 1823. Herwig 3/1, S. 638.

111 Bericht von Friedrich von Müller, 5. April 1824. Herwig 3/1, S. 674f.

112 Christian Daniel Rauch, Tagebuch, 19. Juni 1824. Herwig 3/1, S. 701.

113 Heinrich Heine an Rudolf Christiani, 26. Mai 1825 (über den Besuch bei Goethe am 2. Oktober 1824). Herwig 3/1, S. 723.

114 An Sulpiz Boisserée, 5. Oktober 1825. WA IV 40, S. 84.

115 An Carl Friedrich Zelter, 20. Februar 1826. WA IV 40, S. 300.

116 An Carl Friedrich Zelter, 27. Juni 1826. WA IV 41, S. 74f.

117 Zu Johann Peter Eckermann, 24. Januar 1830. S. 390.

118 Zu Johann Peter Eckermann, 21. März 1830. S. 405.

119 Zu Johann Peter Eckermann, 5. April 1830. S. 745 f.

120 Johann Peter Eckermann an Johanne Bertram, 30. November 1830. Herwig 3/2, S. 733.

121 Friedrich von Müller an Johann Friedrich Rochlitz, 28. November 1830. Herwig 3/2, S. 731.

122 An Carl Friedrich Zelter, 1. Dezember 1830. WA IV 48, S. 25.

123 Carl Vogel, Die letzte Krankheit Goethes, Berlin 1833 (Nachdruck: Darmstadt 1961), S. 4 f., 7-9, 13-18.

124 Wilhelmine Schütz, Tagebuch, 22. März 1832. Herwig 3/2, S. 891.

125 Johann Diederich Gries an Johann Georg Rist, Sommer 1832. In: Goethe in vertraulichen Briefen seiner Zeitgenossen, zusammengestellt von Wilhelm Bode, neu hg. von Regine Otto und Paul-Gerhard Wentzlaff, Band 3, München 1982, S. 346 f.

BILDNACHWEIS

Bibliothèque des Arts Décoratifs, Louvre, Paris: S. 29. Callwey Verlag, München: Heinz Goerke, Medizin und Technik; 1988: S. 43, 47. DuMont Buchverlag, Köln: Lyons und Petrucelli, Die Geschichte der Medizin im Spiegel der Kunst, 1980, Nr. 725, mit freundlicher Genehmigung von Harry N. Abrams BV: S. 56. Edition Rarissima, Taunusstein: Aus: Petra Schramm, Die Quacksalber. Heilkünstler und Scharlatane, 1985: S. 23, 27, 33. Aus: Petra Schramm, Bluthochdruck in alter Zeit: 60. Freies Deutsches Hochstift, Goethe-Museum, Frankfurt am Main: S. 31. Goethe-Museum, Düsseldorf: Umschlag (Goethe, Ölgemälde von Heinrich Christoph Kolbe. 1822/26), S. 77. Lorenz Heister, Chirurgie. Neue Auflage, Nürnberg 1763, Tafel 14: S. 39. Historisches Museum der Stadt Frankfurt am Main: S. 35. Institut für Geschichte der Medizin der Justus-Liebig-Universität, Gießen: S. 68. Institut für Geschichte der Medizin der Ludwig-Maximilians-Universität, München: S. 20. Christian von Mechel, Die eiserne Hand des tapfern deutschen Ritters Götz von Berlichingen. Berlin 1810, Tafel 2: S. 40. E. Merck AG, Darmstadt: Carl Vogel, Die letzte Krankheit Goethe's, Darmstadt 1961. Nachdruck der Ausgabe von 1833, Titelseite: S. 105. Merck'sches Hausarchiv, Darmstadt: S. 37. Nationale Forschungs- und Gedenkstätten der klassischen deutschen Literatur, Weimar: S. 51, 71, 83, 96, 101, 109. Werner Neumeister, München: S. 53. Schloß Ludwigsburg: 59. Schweizerisches Pharmaziehistorisches Museum, Basel: S. 90. Smith, Kline, and French Collection, Philadelphia Museum of Art: S. 18. Universitätsfrauenklinik Göttingen: S. 16. Westfälisches Landesmuseum für Kunst und Kulturgeschichte Münster/Porträtarchiv Diepenbroick: S. 45.

LITERATUR

An dieser Stelle sind nur einige Hinweise, keineswegs umfassende bibliographische Angaben beabsichtigt. Dem interessierten Leser geben die Verzeichnisse von Günther Schmid (*Goethe und die Naturwissenschaften*, Halle 1940, S. 421-430) und von Hans Pyritz u. a. (*Goethe-Bibliographie*, Heidelberg 1965/1969, Band 1, S. 520-523; Band 2, S. 138) sowie die Nachweise zum Schrifttum in den nachfolgend genannten Titeln einen reichhaltigen Einblick in die verschiedenen Fragestellungen, die mit der Thematik »Goethe und die Medizin« verbunden sind.

Der Arzt der Goethezeit, Ciba-Zeitschrift 7 (1956), Heft 80.

Horst Berthold Becker, *Der kranke Goethe*, Halle 1974.

Kurt Robert Eissler, *Goethe. Eine psychoanalytische Studie 1775-1786*, 2 Bände, Basel und Frankfurt am Main 1983/85. (Amerikanische Originalausgabe Detroit 1963.)

Jörn Göres (Hg.), »*Was ich dort gelebt, genossen...*« *Goethes Badeaufenthalte 1785-1823*, Königstein/Ts. 1982.

Christian Günther und Axel Kirchner, *Die Entwicklung der Medizinalorganisation und der medizinischen Betreuungspraxis im Fürstentum Sachsen-Weimar-Eisenach in der Zeit von 1750-1848*, Diss. med. Leipzig 1989.

Adolph Hansen, *Über Goethes Leipziger Krankheit und »Don Sassafras«*, Leipzig 1911.

Richard Koch, *Der Zauber der Heilquellen. Eine Studie über Goethe als Badegast*, Stuttgart 1933.

Ernst Kretschmer, *Geniale Menschen*, Berlin 1929. (5. Aufl. 1958.)

Richard Kühn, *Goethe. Eine medizinische Biographie*, Stuttgart 1949.

Karl von Lyncker, *Am Weimarischen Hofe unter Amalien und Karl August, Erinnerungen*, hg. von M. Scheller, Berlin 1912.

Paul Julius Möbius, *Über das Pathologische bei Goethe,* Leipzig 1898.

Frank Nager, *Der heilkundige Dichter. Goethe und die Medizin,* Zürich und München 1990.

Magdalene Oberhoffer, *Goethes Krankengeschichte,* Hannover 1949.

Gabriele Plaul, *Medizingeschichte der Stadt Weimar von der Mitte des 18. Jahrhunderts bis zur bürgerlich demokratischen Revolution,* Diss. med. Jena 1985.

Wolfgang H. Veil, *Goethe als Patient,* 3. Aufl. Stuttgart 1963.

Carl Vogel, *Die letzte Krankheit Goethes.* Nebst einer Nachschrift von C. W. Hufeland, Berlin 1833.

Manfred Wenzel, *Ärzte-Geschichten aus Alt-Weimar,* Taunusstein 1991.

Manfred Wenzel, *»Hufland hat mir ein böses Frühstück geschickt.« – Medizingeschichtliches aus dem alten Weimar,* in: Gießener Universitätsblätter 24 (1991).